腸のリンパを流せば、病気が逃げ出す

免疫力を劇的に高める

信州大学医学部特任教授
大橋俊夫
Toshio Ohhashi

PHP

まえがき

前著『リンパを流すと健康になる』（ＰＨＰエディターズ・グループ）では、むくみとリンパの関係、足のむくみをとる方法などをご紹介し、おかげさまで版を重ね多くの方に読んでいただくことができました。

この本では「腸のリンパ」の働きを中心にご紹介していきたいと思っています。

腸というのは人間にとって最も大切な臓器の一つで、そこにはリンパ組織、リンパ管が張り巡らされています。これらのリンパ組織の働きが、人間の健康にとって非常に大きな意味を持っているのです。

「腸のリンパ」には、足のリンパと共通する点もあります。それは水がたまってむくむこと。目で見ることはできませんが、腸の壁もむくむことがあります。腸の壁がむくむと腸の収縮機能が悪くなって便秘になります。

足のリンパを流すことによって、むくみがとれて疲労がとれるように、腸のリンパを流すことは、腸の壁のむくみをとり、便秘を解消することにつながります。便通は健康維持にとっても大切な要素の一つですし、便通が良いと気分も爽快になります。

一方で、リンパの流れや働きは体の部位によって大きな違いもあります。ところが風邪をひかず、病気を寄せ付けないようにする免疫機能は、体のどこでも共通して働いています。

足の場合は、免疫を担当する細胞のリンパ球がいざというときのために膝の裏や股の部分にあるリンパ節に待機しています。それに対して、腸には一〇〇兆個もの腸内細菌がいるため、腸の壁にあるリンパ節様構造（パイエル板といいます）に住んでいるリンパ球が腸内に住んでいる細菌（腸内細菌といいます）のうち、体にわるさをする細菌（悪玉菌ともいいます）と常に戦いを繰り広げています。つまり、腸にいるリンパ球は、いわば実戦経験豊富な兵士たちです。

この兵士たちは、ただ戦っているだけではありません。無害なものに対して過剰な攻撃を仕掛けないように、抑制することも学んでいます。体の働きでいうとアレルギー反応を抑えるというものです。

腸のリンパを流すということは、腸内細菌や食物からもらった免疫の情報を腸管の壁にいるリンパ球を使って血管に送り届けるということをしているわけです。そしてそのリンパ球は体中に流れていってパトロールをしたり、情報を伝えたりする役割もしています。体全体の免疫力を高め、風邪などのウイルスを簡単に寄せ付けません。一方、食物など無害なものに対してはアレルギー反応を起こさないようにバランスを整えてくれます。

そういう点を中心に、本書では腸のリンパがいかに重要な働きを担っているか、腸のリンパを流すことがなぜ健康にとってなぜ良いのかということをお伝えしていこうと思っています。メカニズムを知らないとリンパを流すことの意味が理解しにくいですから、やや専門的な話も織り込んでいきますが、できるだけわかりやすく説明していくつもりです。

腸のリンパは、バランスの良い食事や腹式呼吸など、わりと簡単な方法で流すことができますので、腸のリンパの流し方についても触れていきます。ただ、私は栄養学の専門家ではありませんので、あくまでもリンパ循環という視点から、腸のリンパを流すことが健康にとっていかに重要かということを、最先端の研究も含めてお伝えできればと思っています。

腸のリンパを流せば、病気が逃げ出す◉目次

第1章

リンパを流すと疲れがとれる

第2章

腸にもむくみが起こる

なぜリンパ液は「白い血液」といわれるのか　59
腸が一キロもの腸内細菌を飼っている理由《わけ》　62
下痢を止めると危険なこともある？　64
大腸の「むくみ」をとれば便通がよくなる　67

第3章

ヒトは脳と腸から歳をとる

第4章

病気が逃げ出すリンパの働き

第5章

腸のリンパが免疫力を上げる

第6章 腸のリンパを流す生活

図表作成（図1〜3・5〜6・8）：ティー・ハウス
イラスト作成（図4・7）：川崎寛史
ブックデザイン：印牧真和
編集協力：加藤貴之

第1章

リンパを流すと疲れがとれる

むくみはリンパと関係している

初めてリンパの本を読む方もいらっしゃると思いますので、まずリンパの概要について説明しておこうと思います。前著を読んでくださった方や、リンパについて知っている方は、おさらいだと考えてください。

私たち人間は、一時間くらい立ち仕事をしていると、少しずつ足がむくんできます。女性はとくに足のむくみに悩んでいる方もかなりいらっしゃるのではないかと思います。

むくみの原因は水分です。足のむくみは、足の細胞と細胞のスキマに異常に多くの水分がたまってきたことを表しています。なぜ足に水分がたまってしまうのか。そこに関係しているのがリンパの働きです。

私たちの体は約六〇兆個の細胞でできていますが、細胞が生きていくには酸素と栄養が必要です。それを全身の細胞に送り届けているのが血液です。心臓から送り出さ

図1◉毛細血管と毛細リンパ管における物質移動の模式図

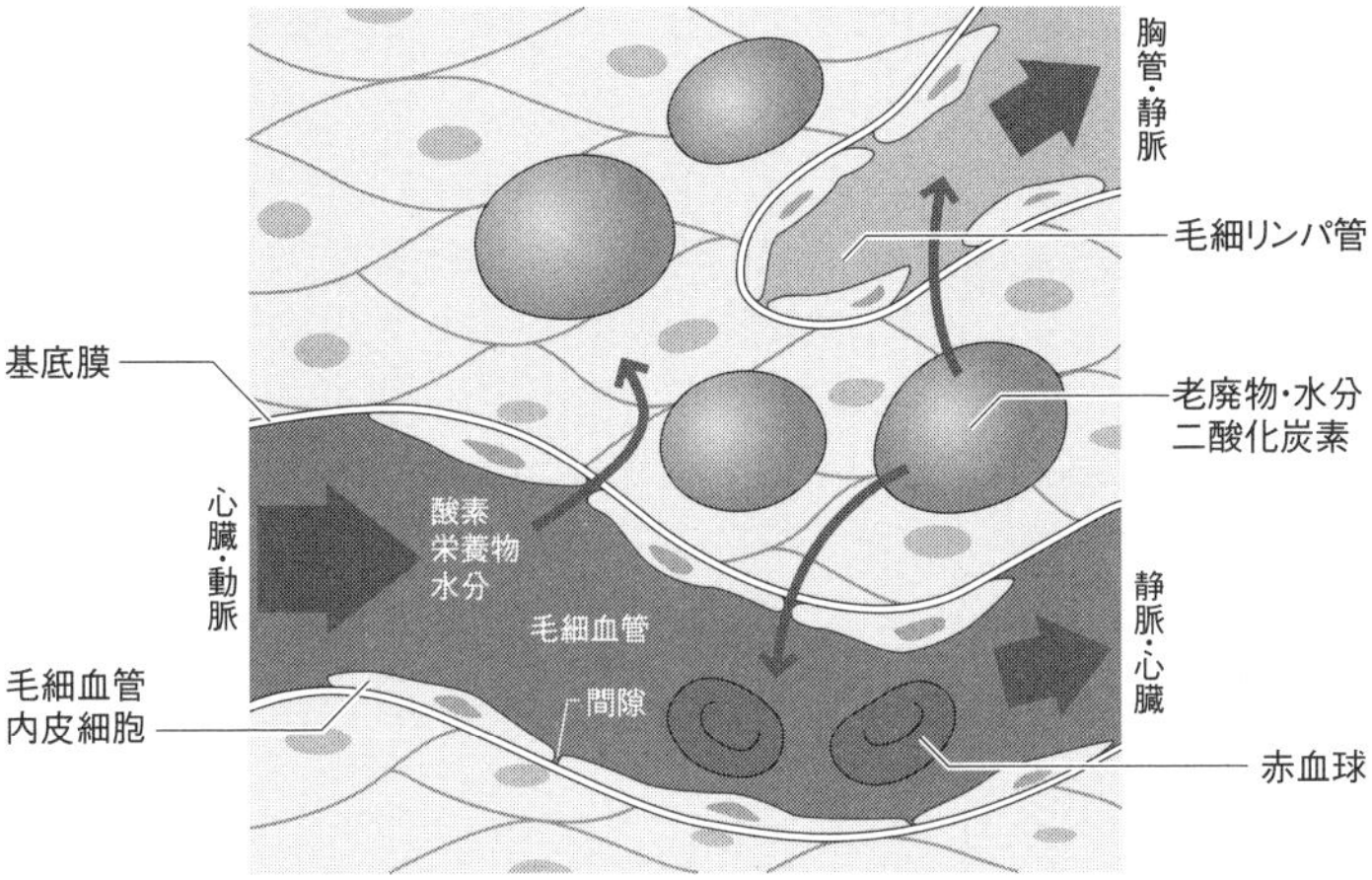

出典:大橋俊夫『体験に学ぶからだのはたらき』より引用

れた血液は、動脈を通って体の隅々に行き、その動脈は次第に口径が細くなってゆき、最後に細かく枝分かれして網の目のような毛細血管になります。この毛細血管において、血液に含まれている、生きていくのに必須な物質が染み出し、各細胞に酸素と栄養を届けています。

ここからがむくみと密接にかかわってくるところです。

毛細血管が細胞に直接くっついていれば酸素や栄養の受け渡しがしやすいのですが、そうではありません。毛細血管と細胞は少し離れていて、そこにはスキマがあります。このスキマを「組織間隙《かんげき》」（あるいは内部環境）といいます。

毛細血管は、細胞に酸素と栄養を渡すときに、コンピュータが働いて正確な必要数だけを受け渡しできればいいのですが、そのようなコンピュータはありません。毛細血管は「少し多めに置いておくから、必要な分だけ使ってね」といってスキマに水分を流すのです。

細胞は「わかりました。これだけください」といって必要な量だけ受け取り、代わりに二酸化炭素や老廃物などの不要物を血液やリンパ液にもっていってもらいます。

物質交換が終わると、組織間隙は二酸化炭素などの不要物を含んだ水で満たされた状態になります。その水を毛細血管が回収して血液の中に戻します。そして静脈を通って心臓に流れていき、さらに肺に流れていって、そこで二酸化炭素は体の外に捨てられます。

組織間隙にたまった水を毛細血管がすべて回収できればいいのですが、一～二割はそこに残ります。その残った水を回収するのがリンパ管の役割です。リンパ管が水を吸収し、リンパ管のルートを流れていって、最終的に頸のところで血液の中に戻されます。これで余分な水の回収は終わります。

「リンパ管は排水路」といわれるのは、組織間隙にたまった水を回収し、排水する作用があるからです。

しかし、リンパ管を使っても水を回収しきれないことがあります。足の場合、重力に逆らって水を上に送らなければなりませんので、うまく持ち上げられなくて、回収漏れになる水が出てきます。その水が細胞のまわりに徐々にたまっていって「むくみ」が起こるのです。

回収漏れの水には老廃物や疲労物質なども含まれています。ですから、足がむくんでいるときは疲れが抜けない感じがするのです。

顔は皮膚の中で最も血液循環が多いところですから、血の巡りが良く、水分がたまることもあります。ただ、重力の影響で自然に水が流れていくので普段はあまりむくむことはありません。つまり、顔がむくんだら病気だと言ってもいいくらいです。

顔が腫れぼったい感じになって、気になるときには、その部分をやさしくマッサージすれば頸方向に流れていきます。少し手でなでるくらいでもリンパは流れていきます。

横になると足のむくみがとれてくる

何時間も立ち仕事をしている人は、足にジワジワと水がたまってむくみが生じます。しかし、健康な人間の場合、かなりの水がたまっても回収できますので、それほど心配する必要はありません。

この足のむくみを解消してくれるのが睡眠です。

睡眠のために横になると、足の高さは心臓と同じくらいになり、重力の影響を受けずに水が流れやすくなります。睡眠時間の八～九時間くらいをかけて少しずつリンパ管を通って流れていき、血液内に戻っていきます。朝起きてみると、むくみはなくなっているはずです。

疲れているときに、少し足を高くして寝て気持ちがいいという経験をしたことはないでしょうか。折り畳んだ布団の上に足を乗せて、足の位置を心臓より高くすると、重力を使ってリンパ液が戻ってきやすくなります。足にたまっていた老廃物が回収され処理されますので疲れも抜けてきます。なかなか寝つけないときでも、横になっているとで足のリンパの流れがよくなります。

横にならずに眠ってしまうと、リンパの流れは良くなりません。それどころか体に害をもたらしてしまうことさえあります。その典型的な例が、飛行機に長時間乗っているときに起こるエコノミークラス症候群です。

飛行機の中では座ったまま足を動かさないので、足の血液やリンパの流れが悪くなります。また、飛行機の中は少し気圧を低く設定（〇・八五気圧）してありますから、足の血管やリンパ管が皮膚の方向に引っぱられ、血液やリンパ液がそれぞれの管の中にたまりやすくなってきます。長時間のフライトのときには、血液循環やリンパ循環が滞り、鬱血《うっけつ》して血の塊のようなものができたり、むくみが生じやすくなります。

エコノミークラス症候群で最も気をつけなければならないのは、着陸後に立ち上がって歩き始めたときです。血液が一気に流れ出しますから、血の塊などがあるとそれが肺に流れていって詰まり、肺の血管を詰まらせてしまうことがあります。

飛行機に乗って海外に行くときには、こまめに水分補給をして、時々足を動かしたりマッサージしたりすることで、血液循環とリンパ循環を良くすることが必要なのです。

いずれにしても重力に逆らって、足の先から血液やリンパを心臓に戻すことはけっこう大変なことなのです。

日常生活では、立ったままの姿勢や座ったままの姿勢が長時間続かないようにすることが大切です。また、旅行などでやむを得ない場合を除き、座ったまま長時間眠るのは避けたほうがいいでしょう。

夜になったら、横になってゆっくりと寝ることが健康な状態を維持するための基本です。そうすれば、あまり気にしなくても足のむくみは自然に解消されます。

立ち仕事で疲れた人は、少し横になるだけでもかなり違います。足を伸ばして心臓の高さに近づければ、リンパの流れが良くなり、老廃物を流すことができるのです。

リンパ管にも収縮作用があることがわかった

むくみという点で見れば、リンパ管というのは排水路です。本当はもっと重要な役割があるのですが、それは後で述べるとして、ここでは一応排水路とみなして、足のリンパ液の回収ルートについて見ておきます。

不要物を含んだ水がたまっている場所は、足の細胞同士のスキマ——組織間隙です。そこにリンパ管の源流となる網目ができています。これを毛細リンパ管といいます。毛細リンパ管が合流して壁に筋肉（平滑筋といいます）をもった集合リンパ管に流れていきます。細い排水路が合流して排水路になるのです。

集合リンパ管から流れていったリンパ液は、リンパ節というところに流れ込みます。リンパ節は体の中に六〇〇個ほどあります。足の場合、膝の裏側、太股の付け根などにリンパ節がたくさんあります。

さらに水はリンパ節を通って、お腹の真ん中あたりにある「乳《にゅう》び槽《そう》」に流れていきます。ここは「槽」と名が付くことからわかるようにタンクです。下半身からのリンパ液はすべていったんこのタンクに集められます。乳び槽を通ってさらに上に流れ、胸にある胸管を通って左側の鎖骨の下まで流れ、そこで静脈に合流します。そこから先は静脈ルートを通って血液の中に戻ります。

リンパ管と血管の大きな違いはポンプがあるかないかです。血液の場合は、心臓というポンプがありますので、圧力をかけて狭い管の中に血液を送り出して管の中をグルッと一周して戻ってくることができます。

しかし、リンパ系には通常、心臓のようなポンプはなく、毛細リンパ管が流れの源流ですので後ろから押してくれるものがありません。ですので、体をつくっている筋肉（骨格筋）の収縮や動脈の拍動や呼吸運動による圧力の変化でリンパ管を外から絞って、リンパがうまく流れていくように、ポンプ以外の仕組みができています。

毛細リンパ管はゴムの袋のようなものです。潰れてしまうと水が逆流してしまいますので、周囲から船のいかりのような線維で袋を外に引っ張って広げています。ここには通常の二〇倍くらいの水分をため込むことができます。しかし、あまりに広がりすぎても困りますので一定のところで止まります。

図2◉全身リンパ管系の模式図

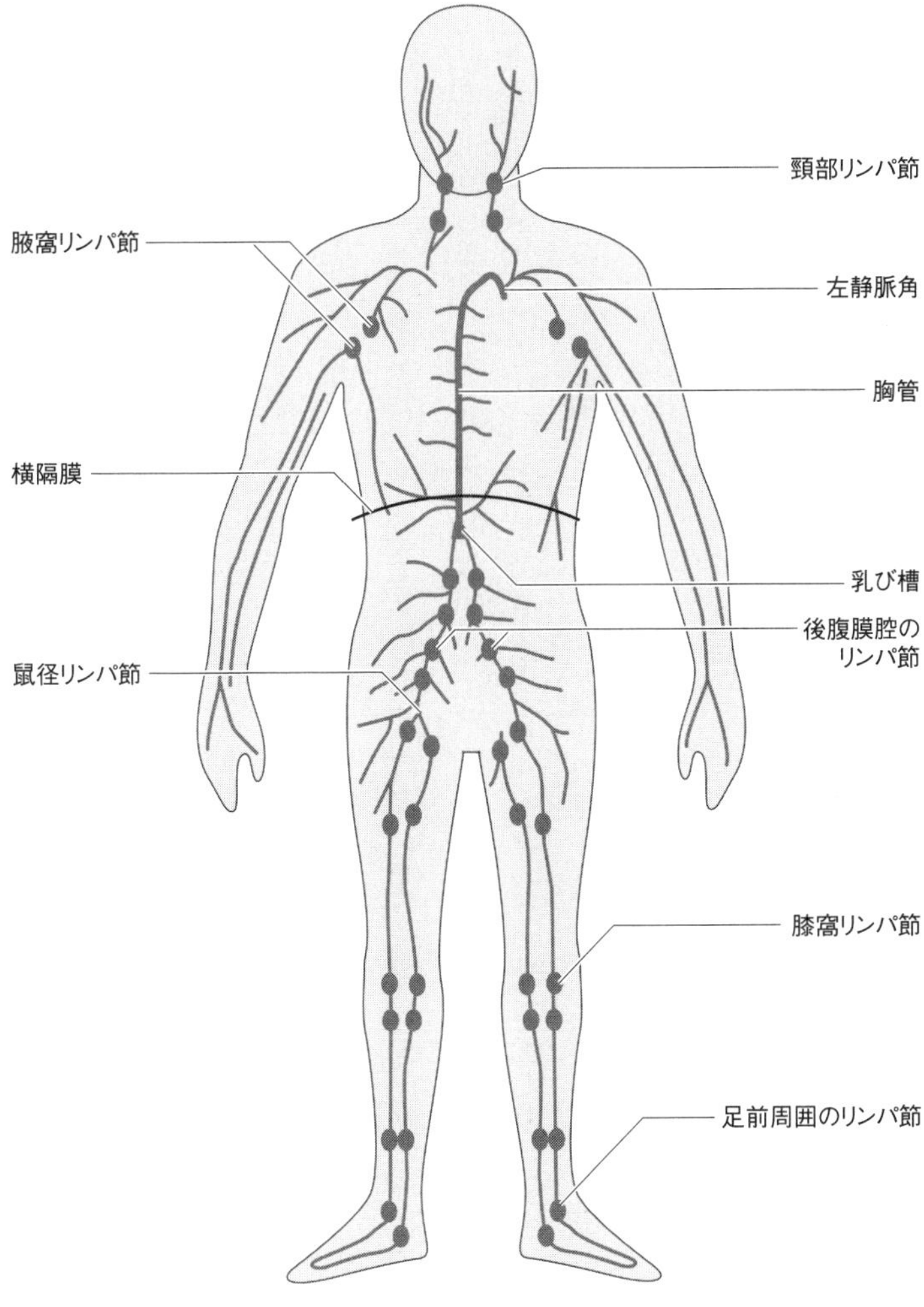

皮膚をイメージするとわかりやすいでしょう。皮膚を引っ張ると、ある程度伸びたところで止まります。ビヨーンと皮膚が伸びてしまうと困るので、膠原《こうげん》線維という五ミリメートルくらいの口径の針金の硬さを持った線維で一定以上には伸びないようになっています。しかし、まったく伸びないのも困るので、エナメル線のような強さの弾性線維という弾力のある線維で囲まれています。細胞はみな膠原線維と弾性線維で守られており、毛細リンパ管も膠原線維と弾性線維でゴムの袋のようになっています。

この毛細リンパ管には弁がありませんが、集合リンパ管にまでたどり着くと内腔に弁が付いていて逆流を防いでくれます。

また、これは私たちの研究で発見したことですが、ヒトの足や腸間膜にある集合リンパ管は壁に平滑筋がたくさんついており、心臓のようにリズミカルに収縮する能力のあることがわかりました。心臓の収縮と比べるとかなり遅いのですが、一分間に六〜一〇回くらいは収縮しています。ゆっくりとギューッ、ギューッと収縮してリンパ液を押し出します。こうしてリンパ液が流れていきます。

リンパ管のルートは、血管のルートとは伴走しておらず、皮下脂肪の中に埋まっています。この脂が何の役割をしているのかは不明で、世界の研究者が解明中です。

赤ちゃんはなぜポチャポチャとしているのか

人間が生きていくには水が必要です。細胞が生きていくにも水が必要なのです。いつでも水を使えるように人間は組織間隙の中に水をためています。細胞の中の水を「細胞内液」といい、細胞の外の水を「細胞外液」といいます。血液、リンパ液、組織間隙の水は細胞外液です。成人の場合、細胞内液は体重の約四〇パーセント、細胞外液は約二〇パーセント。体重の六割ほどが水分です。

体の中に水分を最もため込んでいるのは、赤ちゃんです。私たち大人は水が飲みたくなったら自分で飲みにいくことができますが、赤ちゃんにはそれができません。水が欲しいときには泣いてお母さんに訴えますが、お母さんが近くにいないときもありますので、必ずお乳をもらえるとは限りません。それに備えて赤ちゃんは体に水分をたくさんため込んでいるのです。

赤ちゃんの体がポチャポチャとしているのは、組織間隙に水分をため込んでいるからです。成人の体重の六割ほどは水分ですが、新生児は体重の七〜八割が水分です。

赤ちゃんと違って、組織間隙に水分を保ちにくいのが高齢者です。高齢者は水分をためる機能が低下しているため、水をきちんととっていないと脱水症状になります。

寝たきりの高齢者が熱中症で亡くなるのは、六〜九月の暑い時期に多くなります。その原因は、暑さのため汗をかいて体内の水分が減っていくのにもかかわらず、のどの渇きを感じにくくなっているために、自分で水を飲もうとしないからです。

老人保健施設では介護士さんが定期的に水を飲ませています。この行為こそ寝たきりの高齢者にとっては命綱なのです。

水分が多すぎるとむくみになり、少なすぎると脱水症状になる——それを調節しているのがリンパ系です。

リンパ循環が細胞を快適にしている

むくみとの関係だけを見ると、リンパ管は単なる排水路の役割をしていることになります。しかし、リンパ管は単なる排水路ではなく、実はものすごい働きをしてくれる仕組みをもっています。体内のバランスを保ち、細胞の環境を整えるのがリンパの役割です。「人間の健康」と「細胞の健康」を対比して考えてみるとわかりやすいのではないかと思います。

私たちの健康は環境の影響を受けています。たとえば空気の汚れた外部環境の下では、健康を害してしまう恐れがあります。最近は中国から流れてくるＰＭ２・５が問題になっています。ＰＭ２・５の影響を心配している方も多いのではないでしょうか。きれいな空気の外部環境のほうが、私たちは健康な生活を送ることができますから当然のことです。それと同じように体の中の細胞一つひとつも、快適な環境の中にいるときに健康状態を保ちやすくなります。

細胞にとっての環境とは、一三ページで述べた「組織間隙」です。これは細胞を取り巻く空間です。細胞にとっては外部環境ですが、体外の環境と区別するために「内部環境」と呼びます。この内部環境を良好に保つことが、細胞を健康な状態にすることになります。

内部環境は水で満たされています。この水が汚れていたら住みにくいですよね。この水の中には酸素、栄養、二酸化炭素、老廃物などが混在しています。そして、血管がその中の二酸化炭素と老廃物を回収し、取りきれなかったものをリンパ管が回収しているのです。こうして快適な内部環境を保っています。

また、酸素と栄養が不足してしまったら生きていけなくなりますので、毛細血管が酸素と栄養をいつも十分に供給しています。

内部環境は水で満たされていると述べましたが、水の中に細胞が浮かんでいる状態だと細胞はあちこちに動いてしまいます。ですから、ここには線維などがあって細胞の位置が保たれるようになっています。いわばスポンジのような状態です。細胞が水を含んだ特別仕様のクッションのようなもので囲まれていると思っていただくとよいでしょう。

ちなみに、こういう仕組みになっているのは、魚類以降の背骨のある脊椎動物だけです。脊椎動物は血管と細胞の間にスキマがあり、血液が直接飛び出していくことはありません。それに対して、エビやカニなどの無脊椎動物は、末梢の血管から血液が噴水のように噴き出し、細胞に血液が直接供給されます。

脊椎動物は、閉じられた血管内を血液がグルグルと回っていて、外に出ていかないので「閉鎖循環系」といいます。リンパ系が存在するのは、閉鎖循環系の脊椎動物だけです。

閉鎖循環系の生物の場合、一つひとつの細胞のまわりに「内部環境」があります。十九世紀に活躍したクロード・ベルナールという偉大な生理学者は、内部環境のバランスが保たれていること＝生きていることだと唱えました。内部環境を保つために、神経やホルモンなどが働いて細胞組織の水分量を調節しています。また、血液循環とリンパ循環が協力して、内部環境を保っています。

リンパ系は、単なる排水路ではなく、細胞の生命にとって重要な役割を果たしているのです。細胞を守るという点では体をウイルス・細菌などの外敵から守っている「生体防御」の一翼を担っているともいえます。

腫れやむくみにも意味がある

虫に刺されると、刺された場所に炎症が起こります。赤く腫れてきて、熱を持ち、脈を打って、痛みを感じます。これはこの場所に外敵の攻撃があり、生体がその外敵に防衛反応（生体防御）が行われている証《あかし》です。「赤く熱く脈打つ」「腫れる」「痛む」の三つが炎症の特徴です。

赤く熱く脈打つのは、動脈血が流れ込んでいるからです。その部分に動脈血をたくさん送ることによって水をつくり、毒を薄めようとします。

その結果、炎症の部分は腫れ上がります。むくんでくるといってもいいかもしれません。これは何はともあれ細菌の毒素を薄めようという防衛反応が働いている証拠なのです。刺された時点では、どんな毒素が入ってきたのかはわからないので、まず水分を送り込んで、応急処置として水で毒を薄めて細菌の力を弱めるのです。

炎症が起こると痛みも出ます。細胞の一部が死んで、そこから痛みを起こす物質が出て神経を刺激します。「おい、ここを見ろよ」と脳にサインを送っていると考えていいでしょう。痛みを感じなければ、虫に刺されたことに気づきません。出血していても、痛みを感じなければそのまま放置されます。その部分に注意を向けさせ、手当をさせるために痛みの信号を送っているのです。

新生児の中には無痛症で痛みを感じない子がいます。こういう子はかわいそうですが、長期にわたっては生きていくことができない可能性が高くなるのです。

痛みを感じると「痛みがなくなってほしい」「痛みを取ってほしい」と思いますので、痛みには意味があるのです。それは、生体防衛反応をしているよと教えてくれるのです。

体の病気になっても、痛みがないと気づかないので病院には行きません。そのうちに症状が悪化してしまうこともあります。痛みが出てくれるから、体の不調に気づき、病院に行って治療を受けようという気持ちになります。

体の働きにはすべて意味があります。腫れが起こるのは、体を毒素から守るためにとりあえず水で毒を薄めようとしているのであり、痛みが起こるのは、そこに意識を向けさせて治療させるためなのです。

遺伝子暗号で細胞の働きは決まっている

一口に細胞といっても、臓器によって働きが違います。脳の細胞は神経細胞、心臓の細胞は心筋細胞と呼ばれます。脳の細胞は、記憶や学習の機能を果たし、心臓の細胞は収縮してポンプの働きをします。本書の主題である腸の細胞は、栄養や水分を取り込む働きのほか、食物と腸内に住む細菌といっしょに協力して体の健康を保つ働きをしています。

臓器ごとに細胞の働きは違うのですが、その違いを生みだしているのは細胞内に含まれているタンパク質です。たとえば心筋細胞の場合、収縮するために特化したタンパク質を細胞の内部に持っています。それが細胞内のカルシウムイオンの濃度が上昇すると自動的に拍動的な収縮をすることができるようになっているのです。体を支える筋肉や血管、リンパ管の壁にある平滑筋という筋肉細胞はすべて、同様のタンパク質と細胞内のカルシウムイオンの濃度によって収縮が制御されています。

働きの違いは、細胞がつくるタンパク質の「量と質と酵素《こうそ》活性」によって決まってきます。化学反応の触媒となる酵素もタンパク質からできています。臓器ごとに最適なタンパク質を送り届けるために血液が循環しています。

タンパク質の「量と質」の調節のために指示を与えるのが、細胞内の核の中に保存されている遺伝子です。

遺伝子は、いわばお父さんとお母さんからもらった暗号です。その暗号がそれぞれの細胞に「分裂して増えなさい」「あなたは途中から心臓になりなさい」「あなたは途中から腸になりなさい」といった指令を出し、それを受けて細胞の成長や機能が決まってきます。

「分裂しなさい」という指令を受けると細胞が増えて成長し、「心臓になりなさい」という指令を受けると、収縮に適したタンパク質がつくられます。お母さんのお腹の中にいるときにそういう指令を受けて、心臓や脳、腸がつくられ、体の機能がほぼ完成すると生まれてきます。

生まれてきた段階で、心臓のポンプはできあがっており、自律的にドクン、ドクンと動くようになっています。脳は学習機能を発揮し、いろいろなことを覚えていきます。胃腸は消化・吸収の働きをします。
そうした指令を出しているのが、生命の設計図である遺伝子です。

自律神経は素早く対応、ホルモンはゆっくり対応

細胞内のタンパク質の「量と質と酵素活性」は、各臓器の基本的な働きを司《つかさど》っています。心臓は、ポンプとして自律的に動く性質をもっています。しかし、ただ動くだけでは生きていけません。外部環境がどのように変化するかわかりませんから、環境に合わせて機能を調節することが求められます。

たとえば階段を駆け上がるときには、筋肉にたくさんの血液を送らないといけませんので、心臓の動きを速める必要があります。心筋細胞のタンパク質は、ポンプとして自律的に動く性質はもっているのですが、動きのスピードまでは調節できません。それを調節するのは別の仕組みです。

心臓の動きを速めなければならないときには、脳は自律神経に指令を出して、動きを速めます。「心臓を早く動かそう」と思わなくても、運動しているときには勝手に心臓の動きは速くなります。意識的ではなく自律的に働くので自律神経と呼ばれま

す。

心臓の動きが速くなって駆け上がりやすくなりますが、階段を上り切ってしまうと、筋肉は多くの血液を必要としなくなります。今度は心臓の動きを抑制しないといけません。そのときに働くのも自律神経です。

心臓や呼吸の動きを速めるときに作用するのが自律神経のうちの交感神経で、逆に心臓や呼吸の動きを抑えるのが副交感神経です。交感神経と副交感神経が、アクセルとブレーキの役割を果たしながら、シーソーのようにバランスをとっています。

心臓の動きを速めるときには、心筋細胞の酵素の働きも活発になります。特定の物質がくっついたり離れたりすると、酵素がオンになったりオフになったりして動きを変えます。素早く動きを変えなければならないときには、自律神経の末端から分泌される情報を伝達する物質の量を変化させて、コントロールしています。

それに対して、緩やかな変化が求められることもあります。人間は二十年くらいの年月をかけてゆっくりと成長していきます。そういうときに使われるのは、内分泌物質であるホルモンです。大人になるために成長ホルモンが分泌され、骨や筋肉が成長していきます。ある程度大人の状態に近づくと、男性は男性ホルモンが出て精子がつくられたり、ひげが生えたりします。女性は女性ホルモンが出て排卵が始まります。二十歳くらいになると、それ以上に体を大きくする必要がなくなりますので、成長ホルモンの分泌は止まります。

ホルモンは、脳から指示が出されて体のさまざまな部位でつくられ、それがリンパ液や血液の中に取り込まれて全身に流れていきます。ホルモンの特徴は、つくられる場所と作用する場所が違っていること。ホルモンは暗号化されたような状態で血液の中を流れており、そのホルモンが必要な部位に達すると暗号が解読されて指示を受け取ります。

自律神経は主に「秒」「分」単位での素早い変化が求められるときに機能し、ホルモンはどちらかというと「月」「年」といった単位の遅い変化が必要なときに分泌されます。どちらにも共通するのは、シーソーのバランスをとりながら機能を果たしている点です。

ホルモンとバランスは関係ないように思えるかもしれません。しかし、成長ホルモンといえどもバランスの上に成り立っています。

体の働きはすべてシーソーのバランス

人間の体はシーソーのバランスをとりながら働いています。その働きを担っているのは、以前は自律神経とホルモンだけだと考えられていました。

しかし、リンパ系もバランスをとるための重要な働きをしていると考えられるようになりました。リンパ循環は、血液循環と協力しながら、組織間隙の水分量や、栄養、老廃物などの量を調節して内部環境のバランスをとっています。血液循環とリンパ循環のバランスがとれないと内部環境が悪化して、細胞は健康状態を失います。

体の働きはすべてシーソーのバランスで成り立っていますが、そこには自動車のハンドルの遊びのような部分もあります。

たとえば体の細胞は、増える細胞の量と死ぬ細胞の量がバランスをとっていますが、あまりにも厳格にやりすぎると、少し間違いが起こっただけで大変なことになります。だから、わざと少し遊びの部分を持たせてあります。細胞の増え方、減り方に多少の間違いがあっても、遊びによって吸収されて、問題なく生きていけるようになっています。

毛細血管が細胞に対して少し多めに酸素と栄養を送り届けるのも、何かの間違いがあった場合に備えての遊びの部分です。リンパ系と連動してその遊びをうまく調節しています。

そういう意味では、遊びはあるけれども、人間の体の働きは、一見無駄に見えるものであっても、無駄なものは一つもなく、すべてが意味を持っています。

人間の体の働きを見ていくときの基本は次の三つです。

1. 細胞でつくられるタンパク質の「量と質と酵素活性」で働きが決まる
2. シーソーのようにバランスをとっている
3. 遊びはあるけれども、無駄はない

この三つをもとに考えていただくと、体の働きを理解しやすくなります。

免疫機能のカギを握る物質「アルブミン」

食物から摂ったタンパク質の一部は、アルブミン、グロブリンというタンパク質に変わります。

このうち、アルブミンは分子量が六万九〇〇〇もあり、かなり大きなサイズです。糖など毛細血管から水に溶けて細胞のまわりに流れ出す物質は、だいたい分子量が五〇〇以下ですから、アルブミンはその一〇〇倍以上の大きさです。糖などは毛細血管から出やすいのに対して、アルブミンが毛細血管の壁を通り抜けるのはかなり大変で、いったん血管の外に出ると簡単に戻ることはできません。

アルブミンにはいろいろな働きがありますが、まわりから水を引っ張る能力が高いのが特徴です。これを「膠質浸透圧《こうしつしんとうあつ》」といいます。アルブミンは膠質浸透圧が高く、まわりの水を引っ張ってきます。また、細胞の切れ端や老廃物などをくっつける「付着性」があり、この付着性が高いこともアルブミンの特徴です。

これが血液循環、リンパ循環に大きな貢献をしています。

一分間に七〇回くらい心臓のポンプが収縮して、一回当たり血液が約七〇ml送り出されます。一分間に五リットルくらいです。人間の総血液量は体重六五キロの人だと約五リットル。つまり、体のすべての血液が一分以内に全部心臓から出て全部心臓へ戻ってきていることになります。

心臓を出た血液が足の先まで行って、足から上がってきて心臓に戻るのは約四十秒。脳に行った血液も約四十秒で心臓に戻ります。足に行った血液がそれほど速く戻ってこられるのは、次の三つの働きがあるからです。

一つ目は血圧の力。足の血圧は他の部分の血圧よりも少し高く、圧力で血液を押し上げて心臓に戻します。

二つ目は、運動に関係した筋肉の働きです。足を動かすことで筋肉が動き、それが静脈の血管を押し、しぼり出して上に血液を送ります。足の筋肉がポンプの働きをするので、足の筋肉ポンプは第二の心臓とも呼ばれます。

三つ目は、アルブミンの水を引っ張る力です。血液はアルブミン濃度が高い（四・〇～四・五g／dlくらい）ので、浸透圧で周囲の水を引っ張り込みます。アルブミンの膠質浸透圧と付着性により、組織間隙の水や老廃物を血液に回収しています。しかし、すべての水を回収するわけではなく、一部は組織間隙に残ります。それを回収するのがリンパ系です。

アルブミンの中には、静脈のうちで口径が最も細く、壁に平滑筋のない細静脈を飛び出して、組織間隙に入るものもあります。分子サイズの大きいアルブミンは、いったん血管の外に出ると血管の中に戻るのは難しいので、すべてがリンパ系のルートを通って流れていきます。このとき、アルブミンはその付着性を発揮して、組織間隙の中の老廃物をくっつけて流れていきます。こうして老廃物はきれいに取り除かれます。

このアルブミンの付着性はさらに重要な働きもします。免疫を担当する細胞であるリンパ球を引き寄せ、全身に流す働きです。それについては、第5章で詳しく説明します。

第2章

腸にもむくみが起こる

脳のない生物でも腸があれば生きられる

私たちは脳を持っていることが当たり前であるかのように思っていますが、世の中には脳のない生物がいます。クラゲやイソギンチャクに脳はありません。脳はありませんが、食べないと生きられませんので口を持ち、腸を持っています。こういう生物を腔腸動物《こうちょうどうぶつ》といいます。

腔腸動物は、脳がなくても腸があるので生きていけます。腸は生命にとってきわめて重要な器官だということです。

腸には平滑筋という筋肉があり、収縮する性質を持っています。同時に、食べた物を逆流させないためには、必ずお尻側は開いて口側は閉じるという方向性を与えてやらないといけません。それを制御するために腸の壁には神経細胞の塊のようなものがあります。脳の神経細胞の原始的なものです。これによってお尻側に一方向に食べた物を運びます。この動きを「蠕動《ぜんどう》運動」といいます。

クラゲやイソギンチャクのような腔腸動物は、腸の中に原始的な神経細胞を持っていて、腸の動きを制御しています。

もう一つ、腸には大きな特徴があります。ホルモン分泌を制御できるのです。通常、ヒトのホルモンは脳の下垂体から指令が出て分泌されますが、胃腸はみずから判断してホルモンを出します。胃壁から出るのはガストリンというホルモンです。胃が膨らむと、それに反応してホルモンを分泌して消化のための酵素と塩酸の分泌を促します。また腸に食べ物が入っていくと、今度は腸が胃液の分泌を抑えるホルモンを出して胃に指示を与えます。

腸の壁には原始的な神経細胞の塊があり、平滑筋を制御します。また、腸自体や他の器官を制御するホルモンを出すことができるのです。それゆえに腸は「第二の脳」とも呼ばれています。

脳のない腔腸動物は、腸が脳の代わりの機能を果たしています。人間の場合は脳がありますので、脳と胃腸は協同して働いています。

腸内は「体の中」ではなく「体の外」だ

クラゲやイソギンチャクのような腔腸動物《こうちょうどうぶつ》は、脳がなくても生きていくことができます。しかし、生物はただ食べているだけでは生き抜くことはできません。外敵から身を守ることができなければ死んでしまいます。それゆえ、腔腸動物も自ら体を守る仕組みを持っているのです。

脳がないのにどのように身を守っていくのでしょうか。その働きをしているのも、実は腸なのです。

私たちは食べ物を食べると、食べ物が「体の中」に入って消化されて、残ったものが外に出ていくと考えています。しかし、医学的には、口から肛門までは「体の中」ではなく「体の外」とみなされます。

不思議な気がするかもしれませんが、本来「体の中」というのは、体の表面（皮膚）に囲まれた内側の部分です。手や足など皮膚で囲まれた内側は「体の中」です。

図3◉消化器系臓器の名称概略

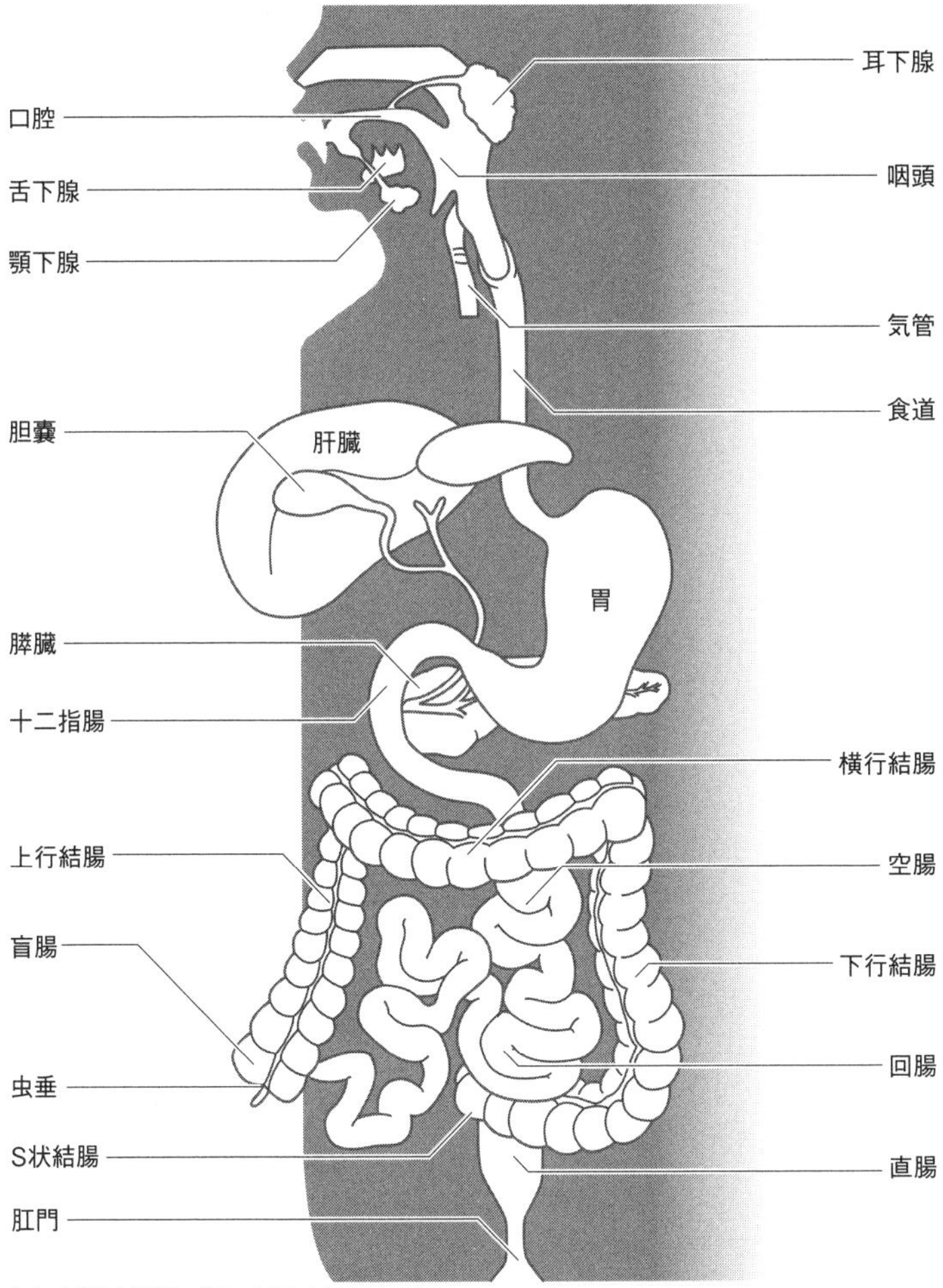

出典:大橋俊夫『体験に学ぶからだのはたらき』より引用

胃や腸はどうでしょうか。口を開くと外部から食物が入ってきます。それが胃腸を通って、お尻から出ていきます。口から胃、十二指腸、小腸（空腸と回腸）、大腸（盲腸と結腸）、直腸、肛門までの空間は外部と接している世界です。唾液や胃液は「体の外」に放出されますので「外分泌液」と呼ばれます。

腸は外部と接している世界ですから、外部から何が入ってくるかわかりません。食べ物や飲み物は生きていく上で不可欠なものであり、ありがたいものですが、そこには細菌がくっついていることもあり、ありがたくないものも存在しています。体に害を及ぼすものからは体を守り抜かないといけませんので、口から肛門までの間には幾重にも体を守っている仕組み（生体防御）が働いています。

腸と生体防御は無関係のような気がするかもしれません。しかし、腸は常に外部と接している場所ですので、強力な体を守る仕組みを持っています。

腸を健康に保つことは、その防衛機能を活発に働かせて、体全体として外敵からの攻撃を防御する働きを高めることにもつながります。

とりあえず胃酸で何でも殺す

口から肛門までは外部と接する空間ですから、体の周囲に幾重にも張り巡らされた外敵から身を守る機能があります。ここでは「この身を守る」という視点で、口から腸までの一連の働きを見ていきます。

食べ物はまず口に入ります。ここで最初の防衛反応がとり行われます。

最前線の第一防衛が扁桃腺です。扁桃腺にいる見張り役のリンパ球やマクロファージといわれる細胞が敵の侵入を感知すると、体中が警戒態勢に入ります。

口の中には扁桃腺というものがあり、リンパ節に似た構造になっています。扁桃腺に口から入ってきた細菌やウイルスがくっついて外敵の侵入を感知すると、そこに住んでいたリンパ球を動員して戦いを始めます。風邪のときに扁桃腺が腫れるのは、このリンパ球が風邪のウイルスと戦っているからです。リンパ球というのは体を守る小さな兵士だと思ってください。詳しくは第4章で説明します。

第二防衛の役割をするのが胃です。

胃液は酸性の度合がものすごく強い塩酸です。手が胃液に触れたら、やけどをします。それだけの強い塩酸を分泌しているのです。生物というのはすべてタンパク質でできているといっても誤りではありません。肉や魚もタンパク質ですが、細菌もタンパク質をもっています。だから、強い塩酸でやけどをさせてタンパク質を変性させて細菌を殺してしまおうとするのです。

昔は、赤痢やコレラになると亡くなる方がたくさんいました。今は抗生物質を飲めば治ります。

しかし、胃がんなどで胃を切除してしまった人が赤痢菌やコレラ菌に感染すると、胃酸の防衛反応が効かないので、すべてを殺菌できず死に至る可能性が高くなります。胃酸は有益な菌であれ、有害な菌であれ、見境なく殺そうとします。

しかし、強い塩酸をかけても生き残る細菌もいます。それらの菌は胃酸の攻撃をかいくぐって小腸、大腸にまで到達します。

おいしいものを見ただけで胃液が出る

人間の胃は三つの系統から指令を受けて動きます。一つは脳。もう一つは胃自体。最後の一つは腸です。

人間はおいしそうな食べ物を見ただけで胃液の分泌を始めます。おいしそうなステーキやお菓子を見ると、脳が指令を出して胃液を分泌し、消化の準備を始めます。

また、自律神経の働きによっても胃の動きはコントロールされています。興奮して交感神経が優位になると胃は活動を弱め、反対にリラックスして副交感神経が優位になると胃は活動を活発化します。ですから、胃や腸の働きは副交感神経が優位になるたびに常に活発になるのです。寝る前に食べると太るよといわれるのは、このためなのです。

こうした脳による神経支配を受けて胃は動いています。

胃に食べ物が入ってくると、今度は脳の指令がなくても自分で自分を制御します。

食べ物が入って胃が膨らむと、その刺激でガストリンというホルモンを出して消化酵素ペプシンを分泌します。ペプシンは、タンパク質をアミノ酸に近い形にまで分解する酵素です。

ちなみに、ペプシンが最も働きやすい至適pH（水素イオン指数）は1～2の強酸。胃液が強酸になっているのは細菌を殺すためであると同時に、このペプシンの消化酵素の働きをよくするためでもあるのです。

胃での消化が終わって、食べた物が腸に流れていくと、今度は腸が「胃酸の分泌をやめなさい」というホルモンを出します。塩酸やペプシンが腸に流れていくと腸が傷ついてしまうので、胃液の分泌をやめさせるのです。

このように胃は脳がコントロールする脳相、胃自体がコントロールする胃相、腸がコントロールする腸相の三つの支配を受けています。

なお、胃と食道との境目の部分はギュッと絞るような形になっていて、なるべく胃液が食道に逆流しないようになっています。これを噴門といいます。また胃から十二指腸に行くところも絞られていて、こちらは幽門といいます。

「びらん」と「潰瘍」の違いは？

胃液はpHが1～2という、手を触れたらやけどをするくらいの強酸です。しかし、自分の胃は消化されません。胃の表面には粘液がたくさん出ていて、自分の細胞をガードしているためです。

胃の壁には表面の粘膜層の下に粘膜筋板という境界線のような筋肉が張っていて、その上に粘液で満たされた層があります。粘膜筋板より下は胃壁の土台部分で、動脈、静脈が流れています。粘膜筋板は大事な防護板です。

粘膜筋板より上の部分が剝がれてしまったり、壊れた状態を「びらん」といいます。それに対して、粘膜筋板より下の土台部分にまで達した状態を「潰瘍」といいます。土台の部分には血管が通っていますから、潰瘍になると大出血し、吐血する人もいます。

粘膜筋板より上の粘膜層にも毛細血管は流れていますので、粘膜層が傷ついても出血はします。しかし、ひどくならないようにする機能が付いています。というのも、毛細血管が合流して静脈が最初に始まる粘膜筋板より下の土台部分に血液の流れを制御する特別なルートがあり、いざというときには動脈の一番末端の細動脈と細静脈が直接つながるバイパスルートを持っているのです。

そのため、万が一、粘膜層が傷ついてびらんになっても、細動脈と細静脈を直結してバイパスし、粘膜層には血液が行かない仕組みになっています。塩酸と血液が混ざると出血が止まらなくなってしまうので、それを防ぐ機能が付いているのです。しかし、土台部分にまで達して潰瘍になってしまうと、バイパス機能が働かないので大出血を起こします。

なお、胃の粘膜層や胃の壁、並びにその胃壁の外側の、胃全体を包み込む腹膜にはリンパ管網がとてもよく発達しています。そこにはリンパ球が集まったリンパ節もたくさんあります。

反芻《はんすう》動物（牛や山羊など）の胃や腸のリンパ管はまるで心臓のよう

何かをつくろうとすれば材料が必要です。手元に材料があればいいのですが、なければどこかから持ってこなければなりません。何かをつくるときには必ず材料の供給源と供給ルートが必要です。

人間の体も同じです。体に必要な物質をつくっている場所には、材料を供給するルートが必要です。

胃液、膵液などの消化液の材料は血液の中にあり、血液循環のルートから材料が運ばれてきます。ですから、人間の胃には毛細血管がたくさん集まっており、胃液をつくり分泌しています。

供給ルートがある場所には、回収ルートも必要です。動脈が供給ルートで、静脈が回収ルートですが、静脈で回収しきれないものもあり、それを補助的に回収するのがリンパ管です。血液循環の多い場所では、必ずリンパ循環も多くなっています。わかりやすくいえば、血の巡りのいい場所にはみなリンパ管網がよく発達しているといってもいいと思います。

人間の胃は血の巡りがよく、同時にリンパ管網も発達しています。しかし、人間よりもさらに胃の血の巡りがいい動物がいます。牛、山羊などの反芻動物《はんすうどうぶつ》です。

反芻動物は胃の部屋がいくつにも分かれた分胃になっており、食べた物を反芻しながらずっと胃を動かしています。エサを食べたときに長い時間にわたって胃を動かし続けているだけでなく、食べていないときでもいつも口をモグモグさせて胃を動かしています。

ですから、反芻動物の胃はものすごく血液循環がよく、同時にリンパ管網が非常に発達しています。反芻動物の集合リンパ管は、まるで心臓のようにリズミカルに収縮する作用があり、ギューーッ、ギューーッと力強く絞りこんでリンパ液を流しています。このリンパ液が流れるように自律神経でうまく調節しています。

まだ研究中ですが、足のリンパの働きから考えると、反芻動物はいつも胃を動かすことによって、リンパ液をたえず流しつづけ、リンパ節から送り出すリンパ球の動員を増やし、免疫機能を高めているのではないかと類推できます。

ゲップとおならでわかる「食べ過ぎ」

胃での消化作業が終わると、消化されたものは十二指腸に流れていきます。

胃と十二指腸の違いの一つは、胃が動きやすい状態になっているのに対して、十二指腸は右側の後ろの腹壁にくっついて、動かないようになっていることです。

胃の表面には腹膜という膜が張っていて、裏側と表側を膜で包んでいます。胃はお腹の中でぶら下がっており、フラフラと動きます。ものを食べると重力で自然に下がりますし、食べ物が入ってきたときには大きく膨らみます。内容物を十二指腸に送り出すときにはギュッと絞りこまれます。そういった伸縮性が高い臓器なので動きやすいようになっているのです。

それに対して、十二指腸は腹膜で体の後ろの壁にペタッとくっついています。十二指腸はアルファベットのCの形をしていて、その真ん中に膵臓がはまっていて、十二指腸と膵臓が一緒に壁にくっついているのです。

十二指腸は消化のために非常に重要な部分で、さまざまな消化液が出てきます。その代表的なものをふたつあげると、膵臓から出る「膵液」、そして肝臓から脂肪分を水に溶けやすくし、膵液で消化しやすくするために出る「胆汁」です。

膵液には「糖分」「脂肪分」「タンパク質」の三大栄養素を分解する酵素が含まれています。

「糖分」はグルコースが二個くっついただけの小さな糖に分解し、「脂肪分」は脂肪酸とグリセリンに分解します。肉や豆などの「タンパク質」は、アミノ酸が数個くらいくっついた状態にまで分解します。簡単に消化しやすい状況にまでこうした栄養素を分解します。

肝臓から出てくる胆汁には胆汁酸、コレステロール、胆汁色素が含まれています。二日酔いで吐いたときに、吐くものがもう何もなくなってから、苦くて黄色いものが出てくることがありますが、あれが胆汁です。苦く感じるのは胆汁酸。これは油を乳《にゅう》化《か》させるものです。油は水に溶けませんので、水に溶ける小さな粒に変える働きが乳化です。胆汁は乳化作用のために出るものですから、消化するためのものではありません。

胆汁が最も出やすいのは生卵を食べたときです。ご飯に生卵をかけて食べると、胆汁がたくさん出ます。

胆汁が固まって石のようになっている胆石症の人は、生卵を食べると背中の右側が張ります。天ぷらなどの油ものを食べても背中が張ってくるでしょう。

十二指腸にはアルカリ性の重炭酸も出てきます。胃液は強い塩酸ですが、胃には厚い粘液層があるので胃表面の細胞は傷つきません。しかし、十二指腸にはそのような塩酸防衛の粘液層はないので、胃酸がそのまま流れてくると傷ついて、十二指腸潰瘍になってしまいます。そこでアルカリ性の重炭酸を出して胃酸を中和しているのです。

この重炭酸のもう一つの働きは、膵液の消化酵素の働きを助けることです。膵液の消化酵素の至適pHは弱アルカリ性です。弱アルカリ性の状態にしないと、膵液の酵素が働かずにうまく消化できなくて下痢をしやすくなります。

胃酸は強力な酸性ですが、十二指腸に大量のアルカリ性の重炭酸イオンが出ることで中和され、十二指腸は傷つかずにすみます。このとき、塩酸と重炭酸が混ざり合うことで炭酸ガスが発生します。それが口から出るとゲップになり、下に行くとおならになります。

口のほうに行くのは、ただの炭酸ガスなので臭いはありません。逆にお尻のほうに行くものは、さまざまな食べカスの間を通り、アンモニアやイオウ泉の温泉で出てくるような硫化水素などが加わって臭くなります。肉をとりすぎているときには、おならは臭くなります。タンパク質が十分に消化されているときには、おならはあまり臭くはなりません。

炭酸ガスが多いということは、消化液の分泌が多いということです。食べ過ぎたときには、ゲップやおならが出やすくなります。

一つの目安として、ゲップやおならの量で食べ過ぎかどうかを判断できます。ゲップやおならがよく出るとき、おならが臭いというときにはタンパク質の「食べ過ぎ」あるいは「消化が不十分」と思っていいでしょう。

なぜリンパ液は「白い血液」といわれるのか

食べ物の三大栄養素といわれる「糖分」「脂肪分」「タンパク質」は、胃と十二指腸の段階で細かく分解され、小腸に流れていって吸収されます。小腸は長さが六〜八メートルくらいあります。このうち、前半部分の十二指腸に近いほうを「空腸」といい、後半部分のお尻に近いほうを「回腸」といいます。

小腸は表面にたくさんのヒダがあり、そこに絨毛という絨毯の毛のようなものがあって珊瑚礁のようになっています。この消化された栄養素が絨毛から吸収されるのです。概要を先にいいますと、「糖分」と「タンパク質」は主に血管系（特に肝臓に吸収した栄養物を送る血管を門脈といいます）から吸収され、「脂肪分（コレステロールを含む）」はほぼすべてリンパ管から吸収されます。

小腸に達した時点で「糖分」は分解されてブドウ糖になっており、「タンパク質」は分解されてアミノ酸になっています。ブドウ糖とアミノ酸は分子サイズが小さく、

図4◉小腸の絨毛構造

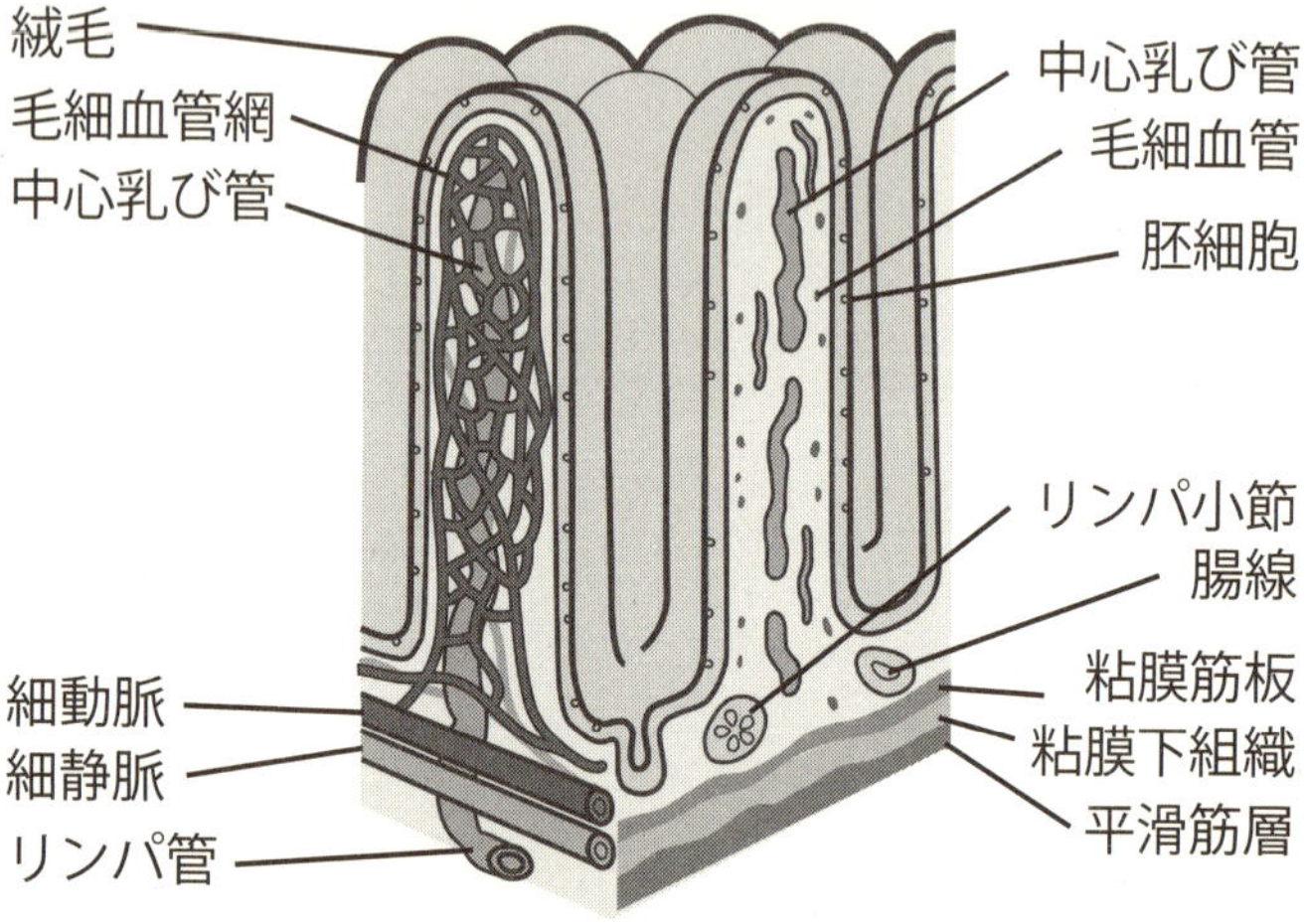

出典:大橋俊夫『体験に学ぶからだのはたらき』より引用

水に溶けますので、絨毛の毛細血管から血液の中に取り込まれます。

一方、「脂肪分」は分解されて脂肪酸とグリセリンになっていますが、小腸の絨毛の表面にある細胞の中でくっついてモノグリセライドという小さい脂肪分になります。モノグリセライドは分子サイズが大きく、血管では吸収できません。小腸の絨毛の中には、すべて毛細リンパ管が入っていてそこから吸収されます。

エサを食べたばかりのマウスのお腹を開けてみますと、腸と腹壁をつないでいる腸間膜というところに、網の目状に真っ白なすじが見えます。これは、リンパ管が脂肪分を取り込んでいる様子です。

リンパ液が十六世紀頃に「白い血液」といわれたのはこの理由からです。脂肪分がたっぷり含まれたリンパ液は真っ白になっています。リンパ液が集められたプールを乳び槽といいますが、この名称は乳白色にも見えることに由来しています。リンパは脂肪分が大好きなのです。

ちなみに、高脂血症の患者さんの血液を遠心分離器にかけると白いものが出てきます。血液の中に脂肪分がたくさん含まれているということです。健康診断で「乳びプラス」と記載されていたら、血液に脂肪分がたくさん含まれているということです。

腸が一キロもの腸内細菌を飼っている理由《わけ》

小腸の前半部の空腸で主に栄養素の吸収は終わります。小腸の後半部の回腸という部分はとても特徴があります。空腸の部分にはあまり腸内細菌はいませんが、回腸からは急激に腸内細菌の数が増え始めます。回腸から大腸にかけては極めて多くの細菌がいます。

腸内細菌は約一〇〇兆個。人間の細胞数は約六〇兆個ですから、自分の細胞数より多くの細菌を腸内に飼っていることになります。腸内細菌をすべて合わせると重さは一キロほどになります。体重が六〇キロの人は、自分の細胞だけなら、本当は五九キロです。

腸内細菌の中には、乳酸菌に代表されるような「善玉菌」が約二~三割いて、ウェルシュ菌や大腸菌に代表される「悪玉菌」が約一割。そのほか益も害も及ぼさない菌が六~七割です。この比率は年齢によって変わってきます。例として挙げたのは二十代の健常な人のケースです。

赤ちゃんのうちは腸内細菌はあまりおらず、食事をとることによって少しずつ細菌が増えていき、成人になると約一〇〇兆個にまで達します。

私たちが口にする食事の中にはさまざまな細菌が含まれています。昔は衛生状態が悪かったので、飲み水の中に細菌が含まれており、野菜に付いた多少の土も食べていたと考えられます。それによって体の中に多様な細菌が入ってきました。

今は衛生状態が良くなりましたが、それでも食べ物から多くの細菌が入ってきます。私たち人間はそれらの細菌とともに生きているのです。

「一キロも細菌がいるなんて」と思うかもしれませんが、実は私たちが生きていく上でこの細菌がとても重要なのです。細菌がいなければ、我々は生きていくことができません。そういう意味では細菌はとても有用です。害を及ぼす悪玉菌ですら、我々が生きていくうえで一定の意味を持っています。

回腸は体内に入ってきた異物との戦いの場であり、体の免疫力を高める上で最も重要な部分です。生体防衛戦の最前線ともいえます。この回腸の働きについては第5章で詳しく述べたいと思います。

下痢を止めると危険なこともある？

小腸を通過すると内容物は大腸に行きます。大腸の段階ではすでに体が必要とする栄養素のほとんどは吸収されて、残るのは主に食物残渣《ざんさ》です。しかし、この残り物の中には大切なものが含まれています。それは水分です。人間の体にとっては栄養素などより水分のほうがはるかに重要です。大腸の主な役割は水分の吸収です。

生物の中で、水を最も大切にしているものの一つは鳥類です。鳥は空を飛んでいるときには水を飲むことができません。そのため、鳥の尿の排泄口は大腸の中に開いています。できるだけ水を失いたくないので、排泄した尿から大腸が水分を回収して再利用するのです。これ以上もう水分を利用する必要がないという最後の最後になってから、便と一緒に最小限の水分を排泄します。

大腸の水分吸収能力はとても高く、短時間で水分を回収します。病気になったときにお尻から入れる坐薬を使うことがありますが、坐薬は吸収が速く十〜三十分もあれば効いてきます。それは大腸の水分吸収能力が高いために、溶けた薬剤をすぐに取り込んでしまうからです。

水分を吸収するために、大腸には毛細血管がたくさん張り巡らされています。この毛細血管の中に水分が吸収されます。血液循環が良い場所には、その排水路としてのリンパ循環がたくさんあります。大腸にはとても多くのリンパ管が流れていて、水分の回収を補っています。

大腸はたくさんの水分を回収しますが、ときには、その機能を放棄してでも内容物を放出しなければならないことがあります。細菌に感染したときなどには、細菌を出してしまうことを優先します。

たとえば腸にコレラ菌が入ってくると、ひどい下痢になりますが、これは生体防衛反応の一つです。下痢によってコレラ菌を体外に排出しているのです。

よく「下痢はへたに止めるな」といわれますが、それは体内の毒を速く外に出すためです。O－157のような強力な毒は下痢をして早く外に出してしまったほうがいいのです。

お尻の出口にはギュッと強く縮む二種類の筋肉があります。一つは内肛門括約筋。

これは不随意筋なので排便反射が起これば自動的に開きます。しかし、最後の外肛門括約筋は随意筋であり、自分の意志でコントロールできます。

外から異物がお尻に入ってこないように自分の意志で防衛していると見ることもできるのです。そういう意味では、生体防衛反応の一つと考えられます。

口から肛門までの生体防御の仕組みを見てみると、口の扁桃腺が第一の防衛ライン、胃の胃酸が第二の防衛ライン、回腸の細菌との戦いが第三の防衛ライン、大腸の下痢の機能が第四の防衛ライン、肛門の侵入防止が第五の防衛ラインとなっています。

口やお尻からは何が入ってくるかわかりません。外部の世界と接している部分ですので、幾重にも防衛体制がとられています。

大腸の「むくみ」をとれば便通がよくなる

足にむくみが起こるように、大腸の壁にもむくみが起こります。

大腸の役割は水の吸収ですから、多くの水分を回収するわけですが、回収しきれなかった水は大腸の組織間隙にたまります。その水を回収するのがリンパ管の役割です。

もし、リンパがうまく流れなかったらどうなるでしょう。水がたまって、むくみが起こります。

大腸のまわりに水がたまって、むくんでいる状態を想像してみてください。むくみにじゃまされて、大腸の動きは鈍くなります。大腸の内容物を押し出す蠕動《ぜんどう》運動ができなくなり、これが便秘の原因の一つになると考えられています。

便秘になると大腸の動きが悪くなるので、腸の中のリンパ液のプールである乳び槽を押すことができません。乳び槽のタンクが満杯のままだとリンパの流れが滞り、リンパ管から水が流れていかないため、いっそう水の回収ができなくなります。さらにリンパの流れが悪くなって、大腸のむくみが解消されず、便秘が続いてしまうという悪循環に陥ります。

大腸は小腸以上に細胞の間に水がたまりやすいので、回収するためのリンパ管が発達しています。また、大腸の壁には回腸でみられるようなリンパ節構造はありませんが、腸間膜にリンパ節がいくつもあります。

人間は一日に十数リットルほどの消化液を自分で出しています。胃から細菌を殺す胃液が出て、十二指腸では食物を細かく分解する膵液が出ています。空腸からは最終的に一個のアミノ酸、ブドウ糖にまで分解する腸液が出ています。

これらの消化液を途中で吸収してしまうと消化・吸収の役に立たないので、大腸に達するまでは水分を保ち、最後に大腸で水分をほぼすべて回収しています。

大腸は血液循環とリンパ循環が協力しあって大量の水を吸収しているのです。リンパが流れないと回収しきれずにむくんでしまうことがあります。

足のむくみも困りますが、大腸の壁のむくみはもっと困ります。大腸にむくみをつくらないためにも便通をよくして大腸、乳び槽のリンパを流してやる必要があります。むくみがとれれば、便通が良くなり、気分も爽快になり、ひいては健康になれるのです。

第3章

ヒトは脳と腸から歳をとる

脳細胞が減ると、会話に「あれ」が増える

人間は四十代くらいから少しずつ体の状態が変わり始めます。変化が顕著に現れてくるのが脳です。

人間の脳の神経細胞は基本的には生まれた後には増えることはありません。そのため、脳細胞は増殖してがん化することはありません。しかし脳を支えている細胞に腫瘍ができることはありますが（脳腫瘍といいます）、「脳がん」というものは起こらないのです。

がん化しないことは良いことですが、増殖しないので脳細胞は減る一方です。二十歳を過ぎると、脳細胞は毎日二〇万～三〇万個くらいずつ減っていくと推定されています。その原因のほとんどは活性酸素と見られています。活性酸素によって脳細胞は傷つき死んでいきます。

一日約二〇万～三〇万個死んでいくとすると、一カ月で約六〇〇万～九〇〇万個。

一年にすると一億個ほどになります。脳細胞は毎年一億個も死んでいるのです。加齢とともにその数は累積されていきます。四十歳を過ぎると、累計二〇億個の脳細胞が死んでいることになります。

このころからその変化が自覚できるようになってきます。会話の中に「あれ」とか「それ」とかの代名詞が増え始めるのです。どうしても名前が出てこなくて、「ほら、あの人」「うん、あの人ね」などという会話が増えてきます。

二〇億個も脳細胞が死んでしまうと、そういう現象が起こります。加齢につれて脳細胞はどんどん減っていき、中高年者の脳のCT画像を撮ると、頭蓋骨と脳の間にスキマができているのが見て取れます。若いころはびっしりと詰まっていた脳細胞が明らかに萎縮しているのです。

四十歳くらいになると、少しずつ脳の変化の兆候に気づきます。新しいことを覚えられなくなったり、思い出せなくなったりします。わりと気づきやすいのが脳の変化なのです。

それに対して気づきにくいのが胃腸の変化です。四十歳を過ぎると胃腸もかなり変化してきているのですが、気づいていない人が少なくありません。

四十歳までに小腸の上皮細胞は三分の二に減る

人間の体は受精卵のときにはたった一個の細胞ですが、分裂して増えていきます。まず二個に分裂し、その倍の四個に分裂し、八個になり、一六個になり、どんどん増えていきます。二十歳くらいになると、いつのまにか約六〇兆個の細胞数に増えています。

約六〇兆個というのは、推測される平均的な細胞数です。体重の重い人は細胞数がもっと多くなります。体重に「兆」の単位を付けると、およその細胞数がわかるといわれています。

体重五〇キロの人なら五〇兆個、体重七〇キロの人なら七〇兆個。ですから平均すると六〇兆個くらいです。

細胞数は二十歳のときに六〇兆個に達しますが、これが人生でのピークです。二十歳までは細胞が分裂してどんどん増えますが、二十歳を過ぎると細胞数は減っていきます。二十歳以降も新陳代謝は続いていて細胞の増殖は行われていますが、死んでいくスピードのほうが少し上回るために、トータルの細胞数は減っていくのです。

二十代のときには小腸の絨毛の表面を被っている細胞の新陳代謝も盛んです。壊してはつくり、つくっては壊し……といった状態で、回転が激しいためにがんにもならないと考えられています。

「胃がん」「大腸がん」というのはありますが、「小腸がん」という言葉は聞いたことがないと思います。新陳代謝の激しい小腸では、がんはまれにしか起こりません。

小腸の表面には、絨毛が珊瑚礁のように密生して、そこから栄養を取り込みますが、この絨毛をつくっている上皮細胞は新陳代謝で次々とつくられます。ところが、脳と同じように二十歳を過ぎると少しずつ細胞が減っていって、四十歳くらいになるとこの上皮細胞は三分の二くらいにまで減っていると見られています。

四十歳を過ぎると、少しずつ胃もたれするようになったり、胃腸に不調を感じたりする人が出てきます。年齢とともに、胃や腸の粘膜の新陳代謝が遅くなり、吸収が落ちてきます。

たとえば若いころはステーキを二時間で消化・吸収できていたのに、四十歳を過ぎると二時間半、三時間と時間がかかるようになります。時間がかかっても消化しなければなりませんので、胃は一生懸命に胃液を出します。

そうすると、トータルでの胃液の分泌量が多くなり、胃液が逆流してきて胸焼けが起こったりします。また、胃から十二指腸のほうに漏れ出す確率が高くなり、炭酸ガスがたくさんつくられ、ゲップやおならが出ます。それを体験し始めるのは、だいたい四十歳を過ぎてからです。

「肉を食べたあとにゲップがよく出る」とか「油っこいものを食べると胸焼けする」という経験をして、野菜を多く食べるようにしたり、食習慣を変えるきっかけになることも多いようです。本当は肉をたくさん食べたいのに、胃腸の調子が悪くなるのが嫌なので、肉を少し我慢して代わりに野菜を多めに食べたりするのです。

加齢で食べ物の価値が変わってくる

歳をとるにしたがって、胃腸の吸収効率が低下してきますが、これには二種類あります。量的に吸収が落ちるケースと、質的に吸収が落ちるケースです。

量的に吸収が落ちるケースとは、一度に多くのものが食べられなくなるということです。消化に時間がかかり、胃もたれやゲップが出るのは、量的に吸収する程度が落ちているためです。

一方で、質的な吸収の変化も起こります。二十歳過ぎの日本人は、冷たい牛乳を飲むと四人に一人か、五人に一人くらいは下痢をします。赤ちゃんのときから二十歳までの成長期間はミルクを飲まざるをえませんので、牛乳を飲んでも下痢をすることもなく平気ですが、育ってしまうともともと持っている遺伝子の影響が出てきて、下痢をする人が出てくるのです。欧米人の成人の場合は、冷たい牛乳を飲んでもほとんどの人は平気です。

これには、農耕民族である日本人と牧畜民族である欧米人の食事・食物環境に適応する能力の違いが関係していると考えられます。昔からミルクを飲んで育ってきた欧米人は、それが遺伝子に刻まれており、牛乳を飲んでも下痢をしない体質に育っています。一方、牛乳をほとんど飲んでこなかった日本人の遺伝子には、牛乳よりも他の食事のほうが適合する遺伝子が刻まれているのでしょう。

若くて新陳代謝も活発で吸収能力が高いときには、日本人でも欧米人でも食べ物による差が現れませんが、四十歳を過ぎて吸収能力に差が出はじめてくると、本来持っている特徴が出やすくなるのだろうと思われます。

昔は「四十歳健診」というものが行われていました。四十歳を過ぎると体に変化が出始めるからです。消化できる食べ物の量や質も変わり始めます。食べ物の価値が変わってくるといってもいいでしょう。四十歳は体力面でも食事面でも若いときとの違いを感じ始める年齢です。

食物繊維をとる人は腸が元気

便秘が起こる原因の一つは、大腸での水分の吸収のしすぎです。

大腸に食物が長く留まり続け、すべての水を吸収してしまうと、便が固くなって便秘になってしまいます。大腸表面の細胞には水の汲み込みを制御する物質があり、それが働いて水の吸収が制御されています。ちなみに、コレラ菌がこの物質にくっついてしまうと水の吸収ができなくなり、大量の水溶性の下痢を起こすことになります。

大腸で水分を吸収しすぎないようにするには食物繊維が重要です。食物繊維は網の目状になっていますので、お風呂で使うスポンジのように水をため込むことができます。食物の残り物の中に水分が保たれることで、便が固くなるのを防ぐことができます。

食物繊維の中には分解されて吸収されるものもありますが、イモやゴボウのように水に溶けにくい不溶性の食物繊維もあります。こうした不溶性の食物繊維が物理的に水分を保ち続け、排便しやすい便の固さを維持してくれます。栄養にはならなくても重要な役割をしているのです。

日本国内の長寿地域というのは、ほとんどが村単位ですが、昔ながらの食生活をしている高齢者が少なくありません。日本では疫学調査があまり行われていませんが、長寿の村の食生活を観察してみると、食物繊維が含まれる野菜をたくさんとっていることがわかります。

日本人がよく食べてきたイモやゴボウなどにはみな食物繊維が含まれています。そういうものをうまく食事に取り入れてきた高齢者が健康を保って長生きしているのかもしれません。

高齢者の方に話を聞くと、便通がいい人は「風邪をひかない」と言います。風邪との因果関係は明確ではありませんが、おそらく免疫機能が高まっているのだろうと思います。

便秘を防いで便通を良くすることは、健康にとって重要なことです。

便秘防止に「酸」が役立っている

大腸内にはたくさんの腸内細菌がいます。大腸の細菌群はどんな役割を果たしているのでしょうか。

小腸内の細菌群は免疫機能を高めると同時に、いろいろな種類の食物に過剰反応しないようにアレルギー反応を抑える仕組み（腸管寛容）をもっています。それに対して大腸内の細菌群は、当然ながら体の免疫機能に影響を及ぼすとともに、水分の吸収を制御して主に便を押し出す役割をしています。

便を押し出す蠕動《ぜんどう》運動が起こると、リンパ液のたまった乳び槽を押してリンパを流すことにもなります。

大腸の蠕動運動を促進するのは物質の一つが「酸」です。「酪酸」「乳酸」「酢酸」などの酸が大腸を刺激し収縮運動を起こします。大腸の動きを良くするために大腸内では食べ残しの食物と腸内細菌の働きでいろいろな酸がつくられます。

実験的にわかっているのは、発芽する前の大麦を含む食べ物は、大腸の中で腸内細菌群と反応して「酪酸」をつくります。この「酸」が刺激となって、大腸の蠕動運動が促進されます。

また、大腸内は酸素の少ない低酸素領域です。ですから大腸内には酸素の少ない環境で生きられる細菌（これを嫌気性菌といいます）がたくさん住んでいます。酸素が少ない環境で生きている細菌は糖を分解して「乳酸」をつくります。

私たちがマラソンなどの長時間の運動をしたときに酸素を十分に吸えなくなると、体の中に「乳酸」がたまります。それと同じように酸素が「少ない環境で」、大腸内の腸内細菌はエネルギーを生み出すときに、乳酸をつくるのです。

その他、腸内細菌の働きで、酸っぱい「酢酸」もつくられます。これらの「酸」はすべて蠕動運動を促進する働きをします。

大腸内の細菌群は、腸内に酸をつくり出し、大腸を動かして便を押し出す役割をします。便通のためにも大腸内の腸内細菌は役に立っています。

第4章

病気が逃げ出す リンパの働き

「リンパ球」が免疫の主役

リンパ管の中を流れるリンパ液は、リンパ節というところにたどり着きます。このリンパ節が体を守る上でとても重要な働きをしています。リンパ節は網の目のようになっていて、免疫機能を担っている細胞がたくさん住んでいます。

血液の中を流れている「白血球」という細胞がこの免疫機能を担当しています。白血球は外敵と戦う兵士のような細胞です。白血球には次の五種類があります。

中性の色素で細胞の中のつぶつぶ（顆粒）が染まる「好中球」、酸性の色素で染まる「好酸球」、塩基性の色素で染まる「好塩基球」、細胞中に顆粒をもたない「単球」、そして「リンパ球」です。白血球のうち好中球が成人では六〜七割を占めています。好中球は体に侵入した細菌をやっつける兵士としてなかなかの優れものです。

一方、リンパ球にはいくつかの種類がありますが、大きく分けて骨髄でつくられて胸骨の裏にある胸腺で成熟したものをT細胞（胸腺は英語でThymusというので、その頭文字とってT細胞といいます)、小腸回盲部のパイエル板などで成熟したものをB細胞(鳥にみられるパイエル板様構造 Bursa Fabricius の頭文字をとってB細胞と呼ばれています)の二つに区分されます。その一部の細胞が血液中を流れ、大部分はリンパ節や小腸回盲部のリンパ節様構造中に休眠しています。

動脈血は細胞に酸素を届けるための血液ですから、酸素をたっぷり含んでいます。静脈血は酸素を届け終わった後の血液なので、酸素は減っています。動脈血の酸素を一〇〇とすると、静脈血の酸素は約四〇。リンパ液はそれよりもさらに酸素が少なく三〇くらいです。

ちなみに、胎児はお母さんのお腹の中にいますので肺呼吸をしていません。オギャーと生まれた瞬間から肺呼吸を開始して酸素を吸います。胎児のときには胎盤からお母さんの動脈血の中に含まれる酸素を分けてもらっているだけです。だから、胎児の体内環境は成人よりやや低い酸素の環境です。

詳しくはわかっていないのですが、酸素の低い状態のほうが細胞の分裂がとても速いスピードで起こるようです。がん細胞も、酸素がゼロに近い環境で増殖しています。それを利用して、がんに酸素をかける治療法もあります。

話を戻しますと、リンパ節は酸素の低い環境であり、そこに酸素があまり好きではないリンパ球が集まって待機しています。リンパ節には毛細血管が来ており、リンパ球が血液中から戻ってきやすい仕組みができています。リンパ球は、血液の中を通って体中のあらゆるところに動員されますが、仕事が終わると先に述べた仕組みを利用してリンパ節で休憩しようとします。血液中は酸素が多いので、できるだけ早くその環境から逃れて酸素の少ないリンパ節に入りたいのです。リンパ節の中で休養をとって次の戦いのために待機しているというわけです。

専門用語ではリンパ節をホームにしているので「ホーミング」といいます。リンパ節は人間の体の中に六〇〇個くらいあります。およそ六〇〇カ所の待機所でたくさんのリンパ球が控えています。いざというときには、それらのリンパ球が動員されて、外敵から体を守ってくれます。

リンパ節の中を通っている細静脈の内側には背の高い細胞が飛び出しており、その上にアンテナ（分子マーカー）が出ていて、「ここが待機所ですよ」とサインを出しています。戦い終わったリンパ球がアンテナに触れると、リンパ節の中に入り込むことができるようになっているのです。手のようなものが出ていて、リンパ球がアンテナに触れるとつかまえて取り込むと思っていただいてもいいでしょう。とてもおもしろい仕組みです。これが先にお話ししたリンパ節の仕組みなのです。

実は、これと同じ仕組みがリンパ節以外のところにもあります。それが「腸」です。小腸の内でも回腸の壁には、リンパ節と同じ構造を持った細静脈があり、そのアンテナに触れるとリンパ球は回腸の壁のそこに出ていき休憩します。この回腸の特殊な場所の細静脈には高層ビルがたくさん並んでいてその屋上にアンテナが出ており、つかまえる手が伸びています。だからリンパ球をたくさんつかまえることができ、回腸の壁にリンパ節のような構造ができているのです。

体中のすべてのリンパ球のうち、六〜七割のリンパ球は、この回腸から大腸のところのリンパ節やリンパ節様構造の中に休憩しています。大腸も酸素が少ない場所なので、リンパ球がとても住みつきやすい環境をつくるのに一役買っているようです。

「細菌」と「ウイルス」はどう違う？

生体防御の仕組みや免疫の働きを理解するには、細菌とウイルスの違いを知っておく必要があります。

細菌というのは、一つの細胞からできている生き物です。それに対してウイルスというのは細胞の内にある核に存在する遺伝子だけを持った生きもので、細胞の要素は持ち合わせていません。細胞は自分の力で分裂して増殖しますが、ウイルスは細胞ではないので自分の力で増殖することができません。

では、ウイルスはどうやって増えていくのでしょうか。答えは、細胞の中に入り込んで増殖する工場を貸してもらって増えていくのです。

ウイルスは自分の子分を増やしたいので、入り込みやすい細胞を見つけて侵入し、その細胞の遺伝子ソフトを書き換えます。書き換えられた遺伝子ソフトが「増やせ」という指令を出すことによって、ウイルスが増殖していくという仕組みです。

細胞は二倍、二倍に増えていきますが、ウイルスは遺伝子ソフトを操作して細胞内で多数コピーされて増えていきます。増殖したウイルスは、細胞をさんざん利用しておきながら、利用し終わると外に飛び出して別の細胞に侵入してゆきます。そうすると、元の細胞は死んでしまいます。この広がり方が速いと急速にウイルス感染が広がっていくことになるのです。

細菌とウイルスの違いは、自分で増えていくことができるかどうかです。結核菌、コレラ菌など、「菌」と名が付くものは細菌ですから、自分の力で増えていくことができます。それに対して、風邪やインフルエンザは「ウイルス」なので、自分の力だけで増えていくことはできません。風邪のウイルスはどこかの細胞に侵入し、その遺伝子ソフトを書き換えることで増殖してゆくのです。

「風邪は万病の元」といわれるのは、風邪のウイルスが体内に侵入したときに、細胞の遺伝子情報を書き換えてしまうので、何の病気を引き起こすか判らない可能性があるからです。たとえばがんを引き起こすこともあるのです。子宮頸がんウイルスやワクチン治療を考えていただければ、理解することができるでしょう。だから、風邪は万病の元と呼ばれています。結核が万病の元といわれないのは、結核菌は他の細胞に侵入することがないからです。

結核菌のような細菌は細胞のスキマで生活しますので、抗生物質という薬剤で殺すことができますが、ウイルスは細胞の中に侵入して、細胞の間に浮いてはいませんので、殺すことができません。ウイルスに対しては抗ウイルス薬が使われます。

インフルエンザの治療のときに使われるタミフルという名前の薬を聞いたことがあるかと思いますが、このタミフルは抗ウイルス薬です。抗ウイルス薬は、ウイルスが侵入した細胞から増殖して細胞の外に飛び出すのを抑える薬です。感染はしたままだけれども、ウイルスが細胞の外に飛び出さないので他の細胞への侵入を防ぎ感染の広がりを抑えられます。

こうした抗生物質や抗ウイルス薬に頼らなければ治らないのだとすれば、薬剤がなければ人間は死んでしまいます。しかし、人間の体内にはこうした細菌やウイルスの侵入を防ぐ仕組みが備わっており、自分自身で防衛する力を持っています。これが免疫機能です。

リンパ系もこの免疫機能を担っている重要な仕組みの一つです。この免疫、すなわち生体防御のシステムの力を保つことが健康を維持するためには重要です。

感染した細胞に自殺してもらう「アポトーシス」

細胞がウイルスに感染したときには、感染を抑える生体防御機能が働きます。生体防御にはいくつもの種類が用意されています。生体防御は別名「免疫」といいます。疫病神《やくびょうがみ》から免れる仕組みです。

ウイルスの感染を抑えるには、ウイルスに寄生された細胞に死んでもらう方法があります。「あなたはウイルスに寄生されてしまったから、悪いけど自分で死んでくれ」という自殺指令を出す細胞があり、寄生された細胞に死んでもらってウイルスの増殖を抑えます。

このときに、縮んでいくように死んでいくケースと、まわりの細胞に悪影響を与えて死んでいくケースがあります。前者のようにまわりの細胞に迷惑をかけずに死んでいくのを「アポトーシス」といい、後者のようにまわりに迷惑をかけて死んでいくのを「壊死《えし》」といいます。

「アポトーシス」は、自分の力で能動的に自己防衛する手段です。指令を出すことができる一方「壊死」は、自分の意志ではどうにもならずに戦い敗れて、討ち死にした状態で起こります。

生物は、細胞分裂を繰り返して増殖するだけでは生きていけません。不要な細胞には死んでもらうことで、生まれてくる細胞と死んでいく細胞のバランスをとっています。それは胎児のときからすでに始まっています。

たとえばお母さんのお腹の中で、胎児の指先は初めは分かれていませんが、だんだんと切れ目ができていって五本の指になります。工作をするときに、切れ目をつくるにはその部分を削っていかなければなりませんが、胎児が成長するときにも、一定の細胞を死なせていかなければなりません。

増える細胞と死んでいく細胞がシーソーのようにバランスをとりながら、少しずつ成長していくのですが、このときにもまわりに迷惑をかけないように自分で死んでもらわなければならないので「アポトーシス」の指令が出されます。

消防自動車のように酸素をかけて殺す白血球の「好中球」

体内に細菌が入って毒素が出ると、炎症を起こします。二八ページで述べたように「赤く熱く脈打つ」「腫れる」「痛む」の三つが炎症の特徴です。まずは動脈血を送り込み、むくみを細胞の周囲に起こし、細菌を水浸しにして、毒素を水で薄めて初期的な防衛反応を起こします。それから本格的に免疫機能が働いて細菌をやっつけにかかっています。

白血球には好中球という優れた兵士がいますので、血液は好中球を細菌のいる場所に送り出します。好中球は、細菌の周囲に存在する酸素をかき集め、その酸素に特別な仕込み（酸素分子に電子を付着させて活性化する。これを活性酸素といいます）をし、消防自動車の放水のように細菌に吹きかけます。

何をしているのかというと、細菌を酸化させているのです。酸化というのは、わかりやすくいえば鉄サビと同じです。細菌を壊すために、鉄サビをつくるのと同じことをやればいいわけです。

前述したように活性酸素は体を老化させたり、体に害をもたらしたりする要因と考えられています。好中球は細菌に大量の活性酸素を吹きかけ、その力を使って細菌をやっつけます。その仕組みは次のとおりです。

細胞というのは、必ず油の膜を持っています。内部に水分を保持しており、体の外にも水分がありますので、それを仕切るにはオイルフェンスしかありません。細胞はみなこのオイルフェンス、油の膜で仕切られています。細菌も細胞ですから、油の膜で覆われています。

この油の膜に活性酸素をかけると油が溶け出して、細菌は死にます。ただし、細菌だけを狙ってかけることはできず、細菌の周囲すべて活性酸素を吹きかけます。そのために敵味方の区別なく正常な細胞も死にます。将棋倒しのように、その辺りの細胞はみな溶けます。この状態になったのが「膿《うみ》」です。膿が黄色っぽいのは、細胞の油分が溶けたからです。体に膿が出ているときには不快なものですが、生体の防衛反応が働いて、体の中の兵士が細菌を溶かして、やっつけてくれていることの表れです。

同じ手に二度と引っかからないのが獲得免疫

リンパ球は外敵と戦う優れた兵士です。リンパ球にはいろいろな働きをする兵士がいます。すべての兵士が同じ役割しかできないと効果的に相手を倒せないので、さまざまな役割をする兵士が協力し合って戦います。

具体的にいうと、先にも述べていましたT細胞、B細胞、NK細胞などです。NKはナチュラル・キラー（Natural Killer）の頭文字です。

ほとんどのリンパ球は、骨髄でつくられます。それが血液で運ばれて胸腺（T）に行き、そこで成熟したのがT細胞です。

T細胞の中にさらにいくつかの種類がありますが、殺し屋の細胞「キラーTセル」というものがあり、これがウイルスに寄生された細胞に「悪いけど、自殺してくれ」と指令する細胞です。

免疫には二種類あります。一つは、とりあえず何でも殺す方法です。敵が潜んでいそうだと思えば、その付近に攻撃を仕掛けて、敵も味方も見境なく殺します。味方はかわいそうですが、そうすることによって、敵の勢力の拡大を素早く防ぐことができます。

こうした何でも殺す免疫を「自然免疫」といいます。自然免疫は人間がもともと持っている免疫であり、病気の予防に役立っています。自然免疫の能力が高いと、たとえば外部からウイルスが入ってきたとしても、初期段階ですぐに対処して感染を拡大させません。風邪をひきにくい人や病気になりにくい人は、自然免疫能の高い人といえるでしょう。

もう一つの免疫は「獲得免疫」です。もともと体が持っていた免疫ではなく、獲得した免疫です。たとえば一度罹った病気に二度とならないのは、獲得免疫の働きです。「同じ手には二度と引っかかりません」というのが獲得免疫なのです。

こちらの免疫は、自然免疫と違ってターゲットを狙い撃ちします。一度戦った相手を覚えていて、同じ相手が来たらやっつけます。敵か味方かを明確に見定め、敵であると判断したものだけを殺すのです。

「マクロファージ」は敵を食べてくれる

白血球の五種類の中に「単球」というものがあると述べました（八四ページ参照）。単球もまた優れた兵士です。

単球というのは、血液中では見た目はおとなしいふりをしているのですが、いざ大変なことが起こると急に元気になります。細菌が体に入って炎症が起こると、血液から飛び出していって急激に大きくなります。

血管から飛び出した「単球」は「マクロファージ」という名称に変わります。マクロというのは「大きい」という意味です。

マクロファージは、敵を食べてしまう貪食《どんしょく》細胞です。大きなマクロファージは敵を包み込むような形になり、完全に包囲して飲み込みます。マクロファージが食べるのは、自分のものでない「非自己」とみなされた細胞や異物などです。

細胞にはみなアンテナのようなものが付いており、アンテナの形から判断して「自己」かどうかを識別することができます。Aさんの細胞はみな「A」のアンテナを持っており、Bさんの細胞はみな「B」のアンテナを持っています。自分と同じアンテナを持った細胞は「自己」、自分と違うアンテナを持った細胞は「非自己」とみなします。「自己」と「非自己」を見分けるのが免疫の基本です。

「自己」は味方ですから攻撃せず、「非自己」は敵なので攻撃します。自然免疫のように「自己」と「非自己」を識別せず、まとめて攻撃する場合もありますが、マクロファージは「非自己」と認識した細胞や細胞の切れ端などを食べます。自分でなければとりあえず全部食べてしまいます。

マクロファージは食べた後に、自分が何を食べたのかということを別の細胞に伝えます。食べた非自己が「C」のアンテナを持っていたとすると、「C」を食べたということを樹状細胞という連絡係に伝達します。免疫の分野では、このアンテナのことを「抗原」と呼びます。マクロファージは樹状細胞に「抗原C」が侵入してきたことを伝えます。

樹状細胞は細胞間隙に出ていますので血液の中には戻らず、リンパ液の中に入り、リンパ管を通ってリンパ節に行きます。リンパ節という場所は、たくさんのリンパ球

図5◉リンパ節の微細構造の模式図

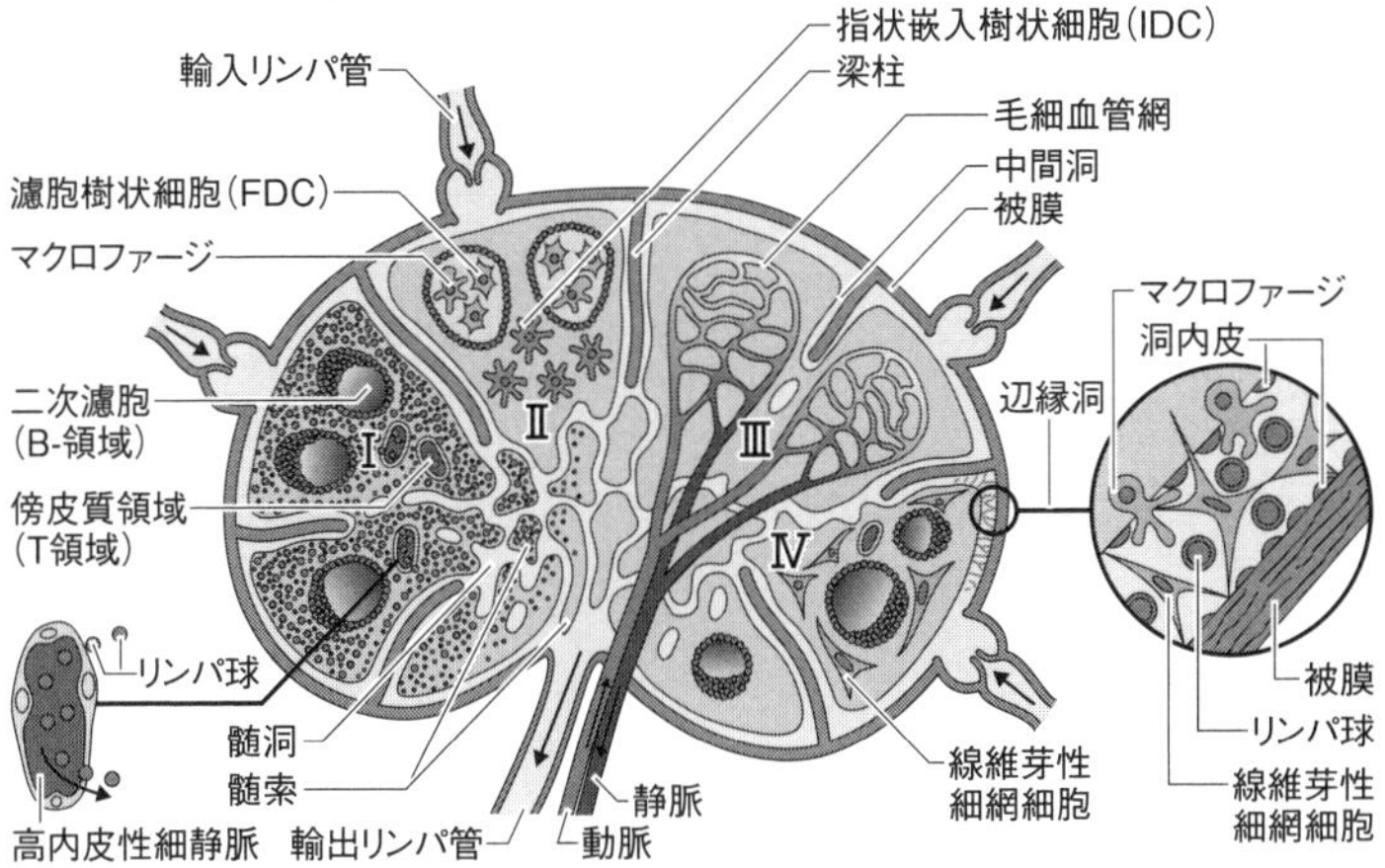

出典:Földie『リンパ学』より引用

が戦いのために待機しているところです。連絡係の樹状細胞はそこで待機中の兵士たちにメッセージを伝えます。

「Cという敵が侵入してきたが、今までCと戦ったことのある奴はいるか?」と聞いて、Cと戦ったことのある兵士を動員します。この兵士たちを連れて、リンパ管の中を流れていきます。

　この動員されたリンパ球は、足やお腹のリンパ節を出たリンパ液にのって乳び槽というプールに入ります。下半身からくるリンパ液はみな乳び槽に集まっています。乳び槽から胸管を通って、左側の鎖骨の下から静脈に入って血液の中に入り込んでいきます。ちなみに、乳び槽から左鎖骨下の静脈に行くまでには、リンパ節は一つもありません。兵士たちを早く戦場に送り込まなければならないので、途中に待機所を置いて休ませるわけにはいかないのです。

静脈に入り込んだ兵士たちは、血管を通ってすぐに最前線の戦場に送り出されます。血液が体内を一周するスピードは前述したように約四十秒。血管に入り込んだらすぐに戦場に到着します。

戦場に動員された大量の兵士にはCを殺した経験があり、Cの殺し方を知っています。Cを殺すための特別な武器を持っています。こうして、侵入してきたCをやっつけるのです。

これが「同じ手には二度と引っかかりませんよ」という獲得免疫の仕組みです。自然免疫は非特異的な防衛の仕組みですが、獲得免疫は対象の決まっている特異的な防衛方法です。

リンパを流すとリンパ球がパトロールを始める

体内のアルブミンの総量は血中に四g／dl程度あり、循環している血液量が五リットル程度ですので、だいたい二〇〇グラム存在しているわけです。これが体内を循環しているのです。

血管から出たアルブミンの量と血管に戻るアルブミンの量が同じなら、血液中のアルブミン濃度は一定に保たれます。ところが、アルブミンは分子量が大きいので、いったん血管を出るとアルブミンは簡単には同じ部位の血管の中には戻れません。そうすると、そのアルブミンをどこかから回収しなければなりませんが、そのルートがリンパ管です。細静脈付近から出たアルブミンのうちの九割くらいは、リンパ管のルートを通って血液に戻ります。

細静脈の外に出たアルブミンは、毛細リンパ管→集合リンパ管→リンパ節→乳び槽→胸管→左鎖骨下静脈と、体中をグルッと回って血液に戻っていき、再循環しています。最近までわざわざ遠回りをして戻るのはなぜなのかがよくわかっていませんでした。

最新のリンパ学により、その理由が少しずつわかってきました。一つは、不要なものの回収処理だということがわかりました。アルブミンは付着性が高い物質なので、細胞のまわりにゴミや疲労物質や細菌の切れ端があると、それを付着させてリンパ管を通じてリンパ節に運びます。リンパ節には貪食《たんしょく》の働きをもった細胞がたくさん待機していますので、そこで処理します。

二つめは、さらに重要な機能を果たしていることもわかってきました。アルブミンは付着性が高いので、リンパ節を通るアルブミンはそこで濃度が高まり、待機しているリンパ球たちを吸い寄せて引っ張っていくことがわかってきたのです。リンパ球の種類にはこだわりません。ともかく非特異的にリンパ球を連れ出してゆきます。

獲得免疫のときには「抗原と戦ったことのある奴はいるか。戦いに行くぞ」という特異的な動員でしたが、アルブミンは「戦うつもりがあるかどうかわからないけど、ちょっとみんな来い」という動員をします。

リンパ節は網の目のようになっていて分子サイズの大きいアルブミンが留まってい

ます。リンパ液が流れるほどアルブミンが集まり、濃度が高くなります。そうするとアルブミンの付着性が増して、そこにいるリンパ球を引きずり出します。つまり、リンパが流れてアルブミンの濃度が高くなればなるほど、引き寄せられて動員される兵士の数は増えるということです。

動員される兵士の中にはNK細胞もいます。NK細胞は、ウイルスに侵入された細胞を見つけると、「死んでくれ」という指令を出す細胞です。この殺し屋細胞を動員し血液中に送り込んでパトロールさせることによって、体中の免疫機能が高まってきます。

アルブミンが再循環している意味は、一つは老廃物や疲労物質の回収処理であり、もう一つはリンパ節からのリンパ球の動員ではないかと考えられます。つまり、リンパ液を循環させることはアルブミンの再循環を促し、自然免疫の力を高めている可能性があるということです。

足がむくんだときでも、夜八~九時間くらい寝るとリンパが流れて循環します。これによってむくみがとれると同時に、アルブミン濃度が高まり、リンパ球が動員されて体の防衛機能を整えていると考えられています。

実際、よく寝た後には体は元気を回復します。毎日十分な睡眠をとっている人は、風邪をひきにくいですし、病気にもなりにくいものです。横になって睡眠をとることは、リンパが流れ、免疫力を回復させて体を健康な状態に戻してくれることを意味します。

第5章

腸のリンパが免疫力を上げる

小腸免疫の最前線「パイエル板」とは？

回腸の表面を被う上皮細胞の間にリンパ球が集積したような場所があり、「パイエル板」と呼ばれています。リンパ節そのものではないのですが、リンパ球がたくさん集まったリンパ節様構造です。

パイエル板のところに来ている細静脈の表面を被う内皮細胞には、リンパ球を集めるアンテナが立った細胞があり、血液中を移動しているリンパ球がこのアンテナに触れると、そのリンパ球を取り込みます。リンパ球は血管の外に飛び出して、回腸の壁に生息します。この部分はリンパ節よりもリンパ球を取り込む能力が高いので、多くのリンパ球が集まります。

パイエル板を含んだお腹のリンパ節やリンパ節様構造体には、全身のリンパ球のうちの六〜七割が集積しています。リンパ球というのは外敵と戦う兵士ですから、パイエル板に大量の兵士が集結して、外部から来る細菌を待ち受けているということで

図6◉パイエル板の構造と免疫応答

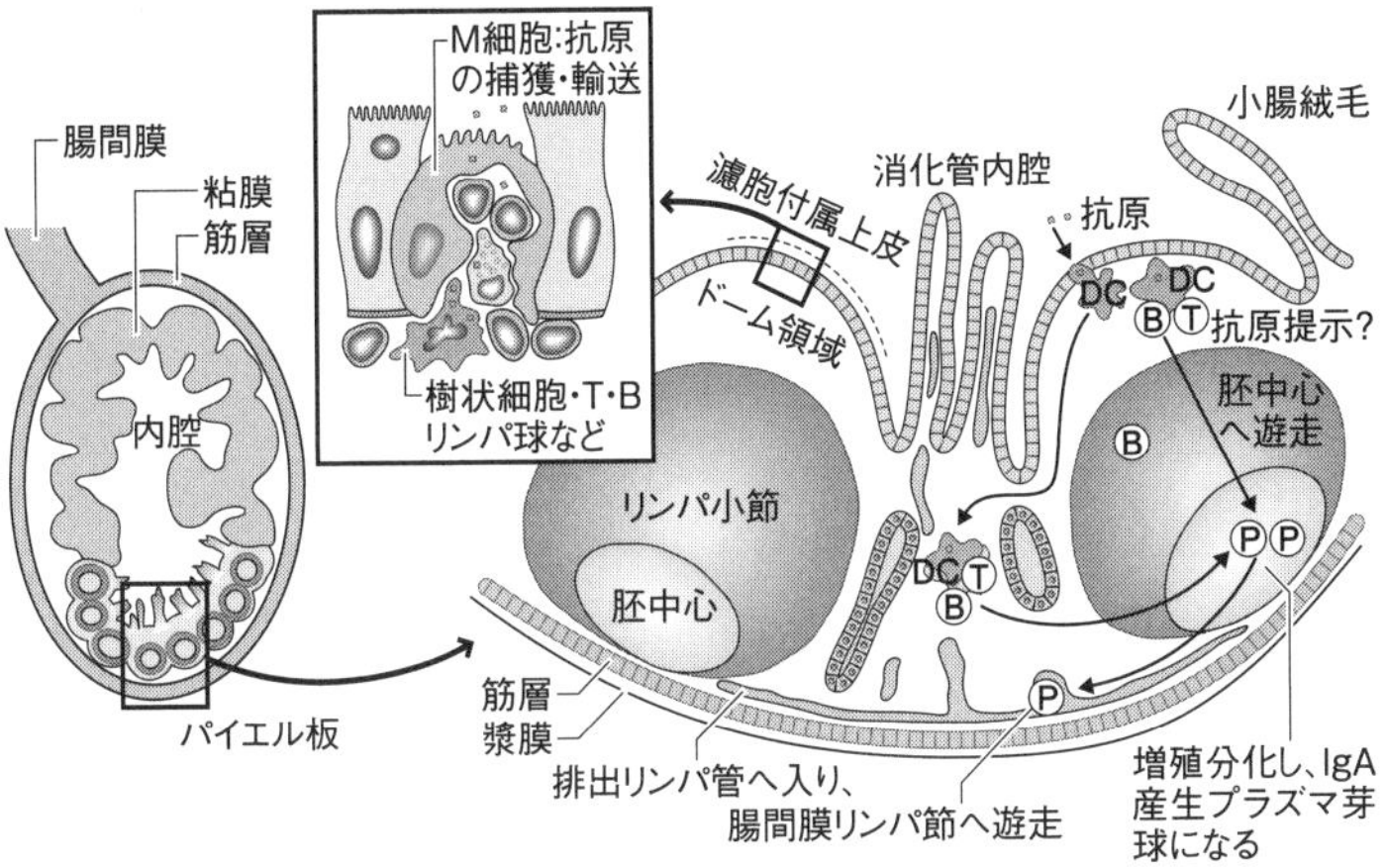

出典:大橋俊夫『標準生理学』第8版より引用

す。

足のリンパ系との違いを見てみると、足のリンパ系は源流のスタート地点には毛細リンパ管があり、毛細リンパ管が集まって集合リンパ管になり、それが膝の裏や太股の付け根などのリンパ節にまでつながっています。足のリンパ節にはリンパ球が集まっていますが、普段は待機していて、いつか敵が来たときのために準備をしています。

それに対して回腸にはたくさんの腸内細菌が住んでいます。悪玉菌もいます。目の前に敵がいることがわかっていますので、リンパ球が集結して臨戦態勢を整えているのです。

パイエル板は、源流のところがリンパ節様構造になっています。のどの扁桃腺でいえば、いきなりリンパ節様構造のものが表面に出ていて、外敵を待ちかまえているのと同様の仕組みです。

ちなみに、回腸の出口で大腸とつながっている部分には虫垂というものがあります。虫垂は「腸の扁桃腺」とも呼ばれ、ここもリンパ節様構造になっています。虫垂もリンパ球が集まっていて、外敵を攻撃しやすいようになっています。体の中に回虫などの寄生虫や異物、毒物が入ると、虫垂が炎症を起こして虫垂炎になります。虫垂炎は一般には「盲腸炎」といわれている病気です。扁桃腺が腫れるのと同じように、リンパ球が戦いを始めると虫垂も腫れて炎症を起こします。

小腸は腸間膜という膜で後ろ側の腹壁とつながっています。回腸の表面にリンパ節様構造がたくさんあるだけでなく、腸間膜にもリンパ節がたくさんあります。このリンパ節を通って、リンパ液が乳び槽に流れていきます。源流のパイエル板がリンパ節様構造になっており、腸間膜にもリンパ節がたくさんあるというわけです。リンパ組織がものすごくたくさん集まっているので、この付近に体内の全リンパ球の六〜七割が集結しているということになります。

小腸の内腔面は無数のヒダがあり、絨毛のようになっているのですが、パイエル板のところだけは絨毛になっておらず、ヒダが膜のよう（メンブラナス構造）になっています。この表面にはM細胞と呼ばれる細胞が待ちかまえています。

M細胞はアンテナを持っており、少し有害な悪玉菌と感知したときには、あたかもマクロファージのように悪玉菌を食べにいきます。赤痢菌のようなすごく強力で有害な菌にはやられてしまうかもしれませんので、少し有害な菌を好んで食べます。

パイエル板の表面には、悪玉菌を食べにいく細胞が、常に口を開けて待ちかまえていて生体防衛反応を行っています。

パイエル板は毒素を中和する抗体を放出する

パイエル板の表面にはマクロファージのようなM細胞が悪玉菌を待ち受けていて、次々と悪玉菌を食べています。しかし、M細胞の役割はそれだけではありません。M細胞は相手を食べると、連絡係の細胞に「何を食べたか」を伝え、Bリンパ球に連絡してもらいます。

連絡を受けたBリンパ球は、悪玉菌に対抗できる免疫グロブリン（イムノグロブリン、Ig）を生産します。Igは細菌の出す毒素（抗原）に対する「抗体」で、「抗原」を中和する働きをします。中和すれば抗原の毒素が消えて有害ではなくなります。

抗体によって毒を中和することを「液性免疫」といいます。それに対して、T細胞のように細胞が「死んでください」と指令を出しにいくものは「細胞性免疫」といいます。

抗体は全部で五種類あります。役割ごとにIgG、A、M、D、Eと呼ばれています。体の中ではIgGが主体で、主にIgGを使って毒を中和して体を守っています。

ちなみに、赤ちゃんは生まれて半年くらいはほとんど風邪をひかず、感染症にもかかりにくいものです。お母さんが持っている抗体のIgGが胎盤を通じて赤ちゃんにも伝わるからです。抗体の半減期は三～四カ月くらいですので、半年くらいはさまざまな感染を防いでくれています。

ところが、抗体の中には分子構造が大きなものがあり、お母さんの胎盤を通過できないものがあります。IgGは胎盤を通過できるのですが、IgMという抗体は分子が大きいので、お母さんがIgMを持っていても赤ちゃんには届かず、抗原が来ると感染してしまいます。その代表的なものが突発性発疹で、生まれてから五日目くらいで発症することがあります。

お母さんから赤ちゃんに伝わる抗体はIgGが中心であり、人間の体の中での抗体はIgGが主なものです。

ところが、パイエル板は特殊であり、主にIgAというものをつくっています。IgAは特別な能力を持っており、分泌型の抗体と呼ばれています。普通の抗体は血液の中で敵の毒素を中和しますが、分泌型の抗体は、血液の中で勝負するのではなく、血液の外に飛び出していって細菌にくっついて毒素を中和します。中和することによって、有害な細菌が増えないようにしているのです。

いくつもの点でパイエル板の免疫機構は独特です。リンパ節様構造のものが表面に向いていて、悪玉菌を食べる細胞が常に待ちかまえています。なおかつ、IgAという抗体を外に飛ばして毒素を中和します。

目の前に常に敵がいる特殊な状況だけに強力な防衛態勢になっているのです。

「弱い毒」が体を活性化させる

インフルエンザの予防などでは「ワクチン」が使われます。ワクチンというのは、体にあえて「弱い毒」を入れて、免疫システムを働かせる仕組みです。体に弱い毒が入ってくると、体はそれに対処するために「抗体」をつくり出して毒素を中和します。相手を倒して戦いが終わった後も、つくった抗体を体に保存しておいて、再び同じ相手が入ってきたときのために備えます。

再び同じ相手が来たときには、素早く大量に抗体をつくります。「この相手には、この武器が有効だ」ということがわかっているので、すぐに武器をつくって兵士に持たせ、相手が増殖する前に倒してしまいます。こうして感染が広がらないようにするのがワクチンの仕組みです。弱い毒のおかげで、対応する武器をつくって相手に備えることができるというわけです。

同様のことを常にやっているのが腸管です。腸内にあえて細菌をたくさん飼って、刺激を与えてもらっています。あまり強い刺激だとこちらがやられてしまいますが、かといって相手がまったく無害では免疫システムが働きません。弱毒くらいの強さで、絶えず刺激してもらうのが最もよいのです。

腸内に弱毒の細菌がたくさんいれば、免疫システムを動かして、いろいろな抗体を体の中につくり出すことができます。

と同時に、免疫システムが働くと、ＮＫ細胞のような殺し屋細胞も引きずり出されてきます。あまりにも平和な状態が続くと、ＮＫ細胞は体内のパトロールをやめてしまいますが、弱毒で少し警戒が必要な状態にあれば、ＮＫ細胞が動き出して体中をパトロールしてくれます。

腸内にあえて一キログラムもの細菌を飼っていることによって、体を守る細胞たちは多種多様な実戦訓練を受けて能力を高め、パトロールも怠らなくなります。こうして何が入ってくるかわからない本番の戦いに備えて、常に防衛態勢を整えています。弱毒で刺激してもらうのは、体にとってありがたいことです。細菌のおかげで免疫機能を高めることができます。こうした腸内での免疫機能を高める仕組みは「腸管免疫」と呼ばれています。

今、東大の医科学研究所の清野宏先生のグループでは、腸管免疫の仕組みを利用して、食べ物を使って免疫をつくる方法が研究されています。

たとえばアフリカの難民の子供たちを救うためにワクチンを持っていっても、アフリカには冷蔵庫のない地域も多く、保存できないことがあります。ワクチンを持っていって注射するのではなく、食べ物で体の抵抗力をつけようという試みです。

コメの表面にはタンパク質があります。コメの表面のタンパク質をうまく利用して、子供たちにコメを食べてもらって体内に抗体をつくるという最先端の研究です。

腸管免疫を利用して免疫能力を高める研究は、そのレベルまで進んできています。食事を使って自分の免疫力を高めることが可能になっているのです。

食物アレルギーをなくす「腸管寛容」とは？

食べ物の中には何が含まれているかわかりません。栄養素も含まれていますが、毒や細菌が混じっていることもあります。そのために腸は、どんなものが入ってきても体を守れるように備えています。

ところが、入ってきたものに対して過剰に反応してしまうことがあります。それが食物アレルギーです。日本人の場合、牛乳アレルギーなど乳製品でアレルギーを起こす人がけっこういます。卵アレルギーになる人も多いようです。卵白には高分子タンパクが含まれており、それに反応するのです。

しかし、高分子タンパクが入ってくるたびにアレルギーになっていたら、食べるものがなくなってしまいます。そのために、腸では少しずつ「慣れていく」という作業が行われています。腸内細菌の刺激を受けて、リンパ節様構造のパイエル板から抗体を出したり、T細胞とB細胞がバランスを取り合ったりしながら、少しずつ慣れていきます。慣れていくことを「免疫寛容」といいますが、腸の場合は「腸管寛容」と呼ばれています。

そもそも食べ物というのはみな「非自己」です。食べ物が来るたびに「非自己」と認識していては食べるものがなくなってしまいます。自分に対して食べ物が抗原として働かないように慣れていくのです。それを手助けしてくれているのが、腸内に入ってくるさまざまな細菌です。善玉菌が働いてくれたり、弱い悪玉菌が刺激してくれたりして、食べ物に慣れてアレルギー反応を起こさなくなります。

ところが幼い子どもの場合は、腸内細菌がまだ住みついていないので、腸管寛容ができておらず、いくつもの食物にアレルギーを起こします。

最近、一部の小児科病院ではアレルギーのお子さんに少しずつ食べさせながら慣らしていく治療法も行われています。たとえば卵アレルギーのお子さんに少しだけ卵を与えると、最初は小さなアレルギー反応を起こします。状況を見ながら「このくらいまでは大丈夫」という範囲で量を増やしていって腸管寛容をつくっていくのです。この寛容をつくっているのが、回腸のリンパ組織です。

つまり子どものころは腸内細菌が住みついていないのでアレルギー反応を起こしや

すいのですが、食事をとることによって少しずつ腸内細菌が住みついて寛容ができていき、食べられる物が増えていくという順序です。二十歳のときには腸内細菌数は約一〇〇兆個ほどになり、だいたいのものを食べられるようになります。

食物アレルギーを起こす抗体は免疫グロブリンのIgEです。この抗体は日本人医学者の石坂公成さんが発見したものです。石坂さんは夫婦ともに研究者でしたが、奥さんが認知症になったことをきっかけに、大学を辞めて介護にあたったという夫婦愛の研究者としても知られています。

「肥満細胞」というおもしろい名称の細胞が毛細血管の近くにあり、肥満細胞にIgEがくっつくとアレルギー反応が起こります。たとえば、多くの人を悩ませている花粉症は、毛細血管から漏れたIgEが鼻の粘膜の肥満細胞にくっつくことで鼻水やくしゃみが出るアレルギー反応です。

食物アレルギーは、その食物が来ると体がIgEをつくって、それによってアレルギー反応が起こります。食物アレルギーの中には即時型といって呼吸が止まって死に至るものもあります。

食事は食べなければならないけれども、何が入ってくるかわからないから防衛しなければなりません。しかし防衛が行きすぎてしまうと、異物反応でアレルギーを起こす。毒に対しての防衛はするけれども、アレルギーを抑えながら少しずつ慣らしていく——それが腸管寛容の役割です。

もう一つ避けなければならないのは「自己」を「非自己」と判断して攻撃することです。たとえば、クローン病や潰瘍性大腸炎と呼ばれる腸の病気がありますがこれは、自分の消化管の壁の一部を「非自己」とみなして傷つけてしまい、炎症を起こします。こうした病気は「自己免疫疾患」と呼ばれています。腸管寛容は、自己免疫疾患にならないように寛容をつくる役割も担っています。

敵からは身を守らなければならないけれども、それほど有害でないものに対しては寛容をつくり、また自己を間違って攻撃しないようにする——腸内細菌叢《そう》との関係でそれを学習していくのが腸管寛容です。

カプセルで「便」を飲む治療法もある

腸内細菌叢《そう》をいかにつくっていくかということが、体の免疫力のカギを握っています。腸内細菌叢がうまくできていないと、免疫系の病気になってしまうこともあります。

日本ではまだ行われていませんが、海外ではクローン病など自己免疫疾患の患者さんに、「便移植」といって、健康な人の便をカプセルに入れて飲んでもらう治療法が試されています。

本来は食生活を変えることによって腸内細菌叢を変えるのがいいのですが、長年の習慣化された食生活ですから、いくら変えてもらおうと思っても、元の食生活に戻ってしまうことが少なくないようです。そうすると、腸内細菌叢も元の状態に戻ってしまいます。

腸内細菌叢を大きく変えるものに抗生物質があります。抗生物質を飲んだあとに胃腸の調子がおかしいと感じるのは、抗生物質によって殺される菌があって、腸内細菌叢が崩れてしまうからです。

医学研究の分野では、実験動物で大腸炎モデルをつくるときにも抗生物質が使われます。たとえば、抗生物質を使ってマウスの腸内細菌叢を崩してやると治りにくい偽膜性大腸炎が起こります。このマウスをどう治療するかということが研究されています。

腸内細菌叢はアレルギーとも密接にかかわっています。食物に対して免疫系が過剰に反応するとアレルギーになります。腸内細菌叢をうまくつくって慣らしていくことがアレルギーを防ぎます。

そういった視点からすると、自己免疫疾患の患者さんに便移植というのはありうる治療法と考えられます。アレルギー治療に便移植という方法も考えられるかもしれません。ただし、便というのは大腸の細菌叢ですから、小腸の細菌叢にどれほどの影響を及ぼすことができるかはまだわかっていません。

こうした新しい治療法については、今後研究が進んでいくはずです。

腸の働きはうつ病とも関連している

空腸の表面を被う上皮細胞の中には、ＥＣ細胞（エンテロ・クロマフィン・セル）という特殊な細胞がたくさんあります。この細胞は「セロトニン」という物質を含んでいます。ご存じの方もおられると思いますが、セロトニンは、うつ病に関係した生体内物質の一つとされるものであり、現在使われている抗うつ薬の大半は、脳内のセロトニンの働きを元に戻すためのものです。

セロトニンは、トリプトファンというアミノ酸にビタミンB_6がくっついてつくられ、英語では「ファイブ・ハイドロキシ・トリプタミン」といいます。

「トリプタミン」という名称を分解すると、「トリプタ・アミン」となることからわかるように、この物質は「アミン」です。「アミン」と付くものはみな、脳の働き、心の働きと密接な関係を持っています。他に、カテコールアミン、ヒスタミン（ヒスタアミン）、ドーパミン（ドーパアミン）などがあり、カテコールアミンの中にはアドレナリン、ノルアドレナリンなどがあります。これらはすべて、心の働きと関係している物質です。

大まかにいえば、セロトニンやドーパミンやアドレナリンが不足してくると、気分が沈んできます。それぞれの物質によって細かい働きは異なりますが、元気づける物質がカテコールアミン、ドーパミン、ヒスタミンであり、セロトニンは、意欲のほうにかかわっていると考えられています。

ですから、セロトニンが減ってくると、意欲が失われてうつ病になりやすくなります。逆にセロトニンが出すぎて、同時にカテコールアミン、ドーパミン、ヒスタミンなどの物質が出すぎる病気が躁病です。躁病の人は元気や意欲が出すぎて、攻撃的になります。

こうした心の働きと関係の深いセロトニンをつくり出しているのが、腸のＥＣ細胞です。腸の働きを良くすることは、「意欲の源」をつくるうえにも関与している可能性が最近示唆されています。

リンパ管がセロトニンを運んでいる

体内のセロトニン量全体を見てみると、小腸のEC細胞がそのセロトニンの大部分をつくり出し、八割くらいを持っています。つまり、体内の大部分のセロトニンは腸のまわりに集まっているということです。

腸でつくられたセロトニンが脳に運ばれていくと書いてある本もありますが、実際にはそのメカニズムはまだ解明されていません。

ただ、わかっていることもあります。四十年ほど前に、腸のリンパ管に脂肪が吸収されるときに、セロトニンがリンパ管に入ることが明らかにされています。リンパ管の中にセロトニンが入っているのですから、それが血液に合流して、血管を通って脳に運ばれている可能性は十分に考えられます。

セロトニンは血小板という血液を止める細胞の中にも入っており、セロトニンが放出されると、血管をギューッと縮めて血を止める働きをします。出血したときに血管をみずから縮めて、血液の流出を抑える役割を果たしているのです。

同様のメカニズムは腸のリンパ管にも働いていることが、私たちの研究によってわかってきました。腸のリンパは脂肪を取り込む働きをしていますので、そのリンパ液の色は乳白色でギトギト、ネバネバしています。脂肪を含んだ液体を押し出して流すには、リンパ管を強く収縮させる必要があります。その働きにセロトニンが一役買っていることが証明されました。

私が牛を使っての実験をしてみたところ、セロトニンという物質は、腸間膜内のリンパ管を収縮させ、リンパを流すのにきわめて有効な物質でした。カテコールアミンや体内のいろいろな物質を使って実験してみましたが、その中でセロトニンが最も有効なリンパ輸送を高める生理活性物質でした。

しかし、セロトニン量が多すぎると収縮力が強すぎてリンパ管が細くなりすぎ、かえって流れていかなくなりました。止血作用と同じで、完全に流れが止まってしまったのです。腸のリンパ管では、適量のセロトニンがうまく使われてリズミカルな収縮が起こり、脂肪を含んだリンパ液が効率的に流れているのだろうと思われます。

腸のセロトニンは、腸のリンパ管をリズミカルに収縮させて脂肪を取り込みやすくする働きをメインとしているのかもしれません。ただ、体内の八割ものセロトニンが腸の周辺に集まっているわけですから、脂肪吸収のためだけに働いているとも思えません。つくられたセロトニンがリンパ管を通り、血管に流れ込み、それが脳に到達している可能性は捨てきれません。しかし、脳がそのセロトニンをどのように取り込むかという仕組みは未解明の状態です。

今後研究が進めば、どのようにリンパと血管が協同して、セロトニンを脳に運び、脳に取り込まれるのかが明らかになってくると期待しています。

まだ未解明の部分はいくつも残っていますが、セロトニンの現物材料は腸にあり、腸でつくられた大量のセロトニンの一部がリンパ管経由で脳に運ばれている可能性は捨てきれませんから腸のリンパを流して、リンパの流れを良くすることは、心や脳にとっても良い影響を与えるのではないかと考えられます。

ストレスでヤケ食いすると腸は悲鳴をあげる

私たちは嫌な出来事に遭うとストレスを感じます。ストレスを感じているときの脳の働きを見てみると、まず脳の「扁桃体」という部分が働きます。嗅覚を除いた視覚、聴覚、味覚、触覚などのすべての感覚情報は、中脳を通じて扁桃体に入り、そこで「快」「不快」の感情を生じさせます。

人間は何か出来事があると「快」「不快」のどちらかを感じます。何も感じないケースもありますが、「どちらかといえば心地よい」とか「どちらかといえば嫌だ」という感覚は生じているはずです。「快」「不快」を感じることは、言い方を変えれば心が動くということです。

私たちが「ストレス」と呼んでいるものは、多くは強い「不快」を感じるときですが、「快」を感じているときにもストレス反応は生じています。扁桃体で強い「快」「不快」を感じたとき、つまり、心を大きく動かされたときがストレス状態といっていいでしょう。

ストレス状態になると、人間はどう反応するでしょうか。

まずは身構えます。その次に、攻撃するか、逃げるか――どちらかの反応を選びます。闘争または逃避をするときに働く神経が交感神経です。交感神経は、呼吸数を増やし、心拍数を増やして、戦ったり逃げたりしやすくします。手のひらに汗もかきます。手のひらの汗の量は、扁桃体の興奮状態の度合いを知る良い指標といわれています。

交感神経の逆の働きをするのが副交感神経です。副交感神経は、体を興奮させるのではなく、リラックスさせる働きをします。すなわち睡眠時に作用して、食べたものを血や肉にしているときに主に働いているのが副交感神経だと思ってください。交感神経と副交感神経がシーソーのようにバランスをとっていますが、ストレスを感じているときには交感神経の働きが優位になり、闘争または逃避を手助けします。

たとえばがんの告知を受けたときに、死にたくなるのは逃避の反応です。がんと診断された人の場合、診断後の一年間での自殺リスクが、診断されていない人の約二〇倍になるという国立がんセンターの調査が新聞で報道されましたが、自殺したくなるのは逃避反応の一例です。

一方で、がんと診断されて自暴自棄になる人や、他人に攻撃的になる人もいます。これらは戦う反応であり、闘争反応が起こっているといえます。また、芸能人の中には、がんと告知されたことをきっかけに、がん撲滅運動などを始める人がいますが、がんと積極的に戦おうというものですから、これも一つの闘争反応といえましょう。

ストレス状態になったときの人間の行動は、個性はあるけれども、大きく分けると「闘争」または「逃避」です。

子どもの場合は、ストレスがかかると、まず構えが起こり、その後にいきなり「キレる」ことがあります。闘争反応がストレートに出てしまった現象です。しかし、いきなり闘争反応が起こってしまうと社会生活をうまく営んでいくことができません。そこで脳には扁桃体を制御する機能が備わっています。その働きをするのが「前頭前野」と呼ばれる部分です。

扁桃体からつながる海馬を含む大脳辺縁系といわれる所から、前頭前野にはA10ファイバーという線維があり、このA10ファイバーを活性化させるのがカテコールアミンです。前頭前野がきちんと働けば、扁桃体の興奮を抑制することができ、突発的な闘争反応を抑えることができます。

子どもの教育とは、ある意味では「前頭前野を訓練すること」といってもいいだろうと思います。大人は前頭前野が訓練されているはずなので、ストレス状態に置かれたときでも一定の抑制が利きます。しかしなかなかこの抑制がきかないのが私も含めて普通なのでご心配なく。

一方、脳の中には扁桃体の興奮の影響を受けやすい部位があります。それは扁桃体のすぐそばにある食欲中枢です。ストレスがあるとヤケ食いをしたり、ヤケ飲みをしてしまうのは、扁桃体の興奮が食欲中枢に影響してしまった結果と考えられます。

また、最近の研究では扁桃体には男性ホルモン受容体、女性ホルモン受容体が多くあることがわかってきました。ストレスがかかったときに男性と女性で受け止め方が違うのは、扁桃体のホルモンの働きではないかと考えられるようになってきました。脳についてはまだわからないことが多くありますが、少しずつ解明されてきています。

ヤケ食い、ヤケ飲みをすると、それだけ胃腸に大きな負担がかかります。ストレスがあると食欲中枢も影響を受けやすいですから、特に食事には気をつけたほうがいいと思います。

必殺仕事人は本当に延髄を刺せたか？

『必殺仕事人』というテレビ番組をご覧になったことがあると思いますが、仕事人が請け負って、悪人たちへの恨みを晴らすというストーリーです。その中で、首の後ろ側に長い針を刺して、息の根を止める仕事人がいました。レントゲンの画像で、首の根元深くに針が刺さっていく様子が映し出されましたが、これは首の内側にある「延髄」という部分を刺して死亡させることを暗示したものでしょう。

延髄には、自律神経の中枢、呼吸の中枢、循環の中枢が集まっています。延髄が働きを止めると、呼吸が止まり、心臓が止まり、人間は死んでしまいます。延髄は人間の生命にとって最も大切な部分です。

ところで、本当に仕事人は延髄を刺すことができたのでしょうか。たぶん刺せなかったと思います。

延髄は生命にとって最も大事な部分ですから、強力に防護されています。普通の人が針を刺そうとしてもまず刺せません、首の後ろには、項靱帯《こうじんたい》という非常に硬い靱帯が張っています。事故などで首の骨が折れた人でも、項靱帯だけは切れていないことが多いほどの強度です。

江戸時代に切腹を命じられた人たちは、介錯人《かいしやくにん》がつけられました。腹を切って苦しんでいる人をそのままにしておくのは忍びないので、首のところの延髄を切ってすぐに死なせてあげようというものです。しかし、よほどの剣の使い手でなければ、介錯で項靱帯を切り落とせなかったといいます。それほど強力な靱帯で大事な延髄を守っているのです。

延髄は生命にとって最も大事な部分であり、延髄が生きている限り、呼吸と心臓の動きは続きます。脳の他の部分が死んでしまって、延髄だけが生きている状態が俗に植物状態といわれるものです。

延髄の上の部分には「中脳」というところがあり、ここには音や映像の情報が入ってきます。中脳が死んでしまうと、そういう情報が入ってきませんので、名前を呼んでも聞こえない、手を握っても反応しない、という状態になります。

呼吸と心臓は動きは続いているけれども、意識がなく、瞳孔《どうこう》が開き、汗もかかず、呼べど答えず、何も反応しない状態――こういう状態を見極めて「脳死」が判断されます。脳死になっても心臓は動いていますので臓器移植が可能です。

延髄の働きが止まれば、大人の場合は即死します。ところが、五歳までの子どもは延髄を含めた脳の働きがまだ完成していないこともあって、生き返ることがあります。それがわかったのは船舶《せんぱく》事故でした。かつて北極海で船が沈没して三歳くらいの子どもが船底に沈んでいました。その子を引き揚げたときに心臓も止まっており、まわりの人はみな死亡したと思っていたのですが、驚くべきことにしばらくして蘇ったのです。

五歳くらいまでの子どもは、延髄の働きが完成しておらず、止まっても復活することがあります。たとえば三歳くらいの子どもは夜中に突然呼吸が止まってしまうことがあり、親はビックリします。しかし、しばらくするとまた呼吸が戻ってくることがほとんどです。呼吸のリズムの反射系ができあがるのに五年くらいかかりますので、リズムが崩れ止まってしまうことがあるのです。ですから、子どもの脳死判定はきわめて難しく、慎重のうえにも慎重に行わなければなりません。

延髄から扁桃体につながっている回路の途中にセロトニンが関係している部分があ

ることが知られています。生存のための延髄と、快・不快の感情を司る扁桃体がどのように関係していて、セロトニンがどう作用しているのかはよくわかっていないのですが、脳の中でセロトニンが不足してくると意欲が低下してくるだけでなく、扁桃体と延髄との関係で不安を引き起こしてくることも知られています。

特徴的な血液循環をしている肝臓

血液は心臓から動脈を通って出ていき、細動脈を離れたところで細かく枝分かれして毛細血管になり、合流して細静脈を形成、それらが合流しあって太い静脈となり、心臓に戻ってきます。それが普通の血液循環です。

ところが、腸の循環では胃腸の壁に一度毛細血管をつくり、それが合流して静脈となります。この静脈は心臓に戻らずに静脈のまま肝臓に流れていき、また枝分かれしてもう一度毛細血管網をつくります。この静脈は特別なものなので「門脈」と呼ばれています。

門脈は静脈なのに肝臓の中で毛細血管に枝分かれするという、とてもおもしろい特徴を持っています。肝臓にはもちろん、肝動脈という動脈も入り込んでいますが、これとは別に静脈が入ってきて静脈が出ていくことになります。

通常の血液循環は、

「心臓→動脈→細動脈→毛細血管→細静脈→静脈→心臓」

という直列の流れをします。脳でも心臓でも骨格筋でも、臓器ごとに毛細血管網は一つしかありません。

ところが、腹部だけは、

「心臓→動脈→細動脈→毛細血管（胃腸の壁）→静脈（門脈）→細静脈→毛細血管（肝臓）→肝静脈→心臓」

と二回も毛細血管になります。

肝臓というのは栄養物を体で使いやすいようにつくり変える工場です。腸で吸収した材料を心臓に届けるよりも、すぐに工場に運んでやったほうが都合がいいので、腸から出た静脈（門脈）は肝臓に入ります。

運ばれた新鮮な材料をもとに、肝臓でいろいろな物質をつくり、それを血液に入れて肝静脈を通って心臓に送り届けます。

ここが腹部の血液循環の大きな特徴です。

各臓器にはいろいろな働きがあり、機能に応じて共通している仕組みと相違している仕組みがあります。血液循環、リンパ循環は、臓器によってかなり異なっています。足と腸のリンパ循環は必ずしも同じではありません。

足のリンパ循環はわりと簡単なのですが、腹部はかなり複雑で、その分理解しにくい面もあるかもしれません。ただ共通しているのは、いずれも「生体防衛」のためにリンパ系が働いているということ。「リンパ循環は臓器によって違う。だけど、目的はみんな生体防衛」と覚えておくといいでしょう。

リンパ管はアルブミンの運搬ルート

肝臓ではアルブミンをつくっています。肝臓から出ているリンパ管のアルブミン濃度は、ありとあらゆるリンパ液の中の最高濃度で、四・五〜五・〇g／dlです。血液のアルブミン濃度が四g／dlですから、血液よりも高いのです。ちなみに足のリンパ管のアルブミン濃度は一・五g／dl程度です。

重要なことは、肝臓でつくられたアルブミンは、血管に直接出ていくのではなく肝臓のリンパ管から乳び槽→胸管を経て血液に出てゆくのです。普通は肝臓でつくられた物質は、肝臓の静脈に取り込まれて血液の中に出ていきます。しかし、アルブミンは高分子物質なので肝臓の静脈の中に直接入り込むことができません。そのため、すべて肝臓のリンパ管から運び出されてゆくのです。

肝臓のリンパ管を通って乳び槽に送られ、胸管を通って左鎖骨下の静脈に戻されます。そこから血管ルートを通って全身にアルブミンが運ばれているのです。

図7◉小腸、盲腸、虫垂の輸出リンパ管と所属リンパ節群

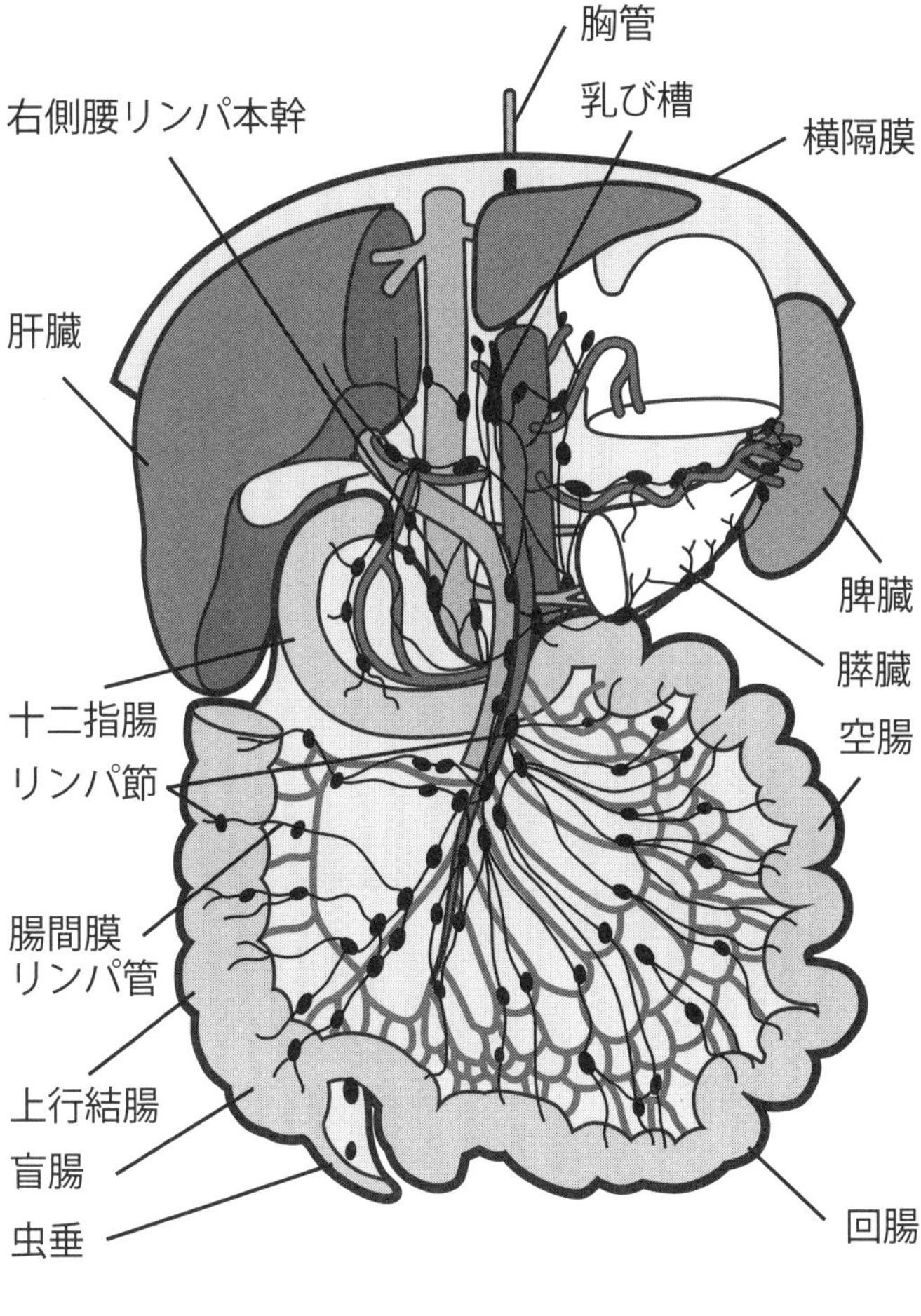

出典:Földi『リンパ学』より引用

肝臓から乳び槽までの途中にはリンパ節はありません（まだそういう視点で解析した解剖の教科書がないため研究中なのですが、私が人体解剖で調べた範囲ではリンパ節が途中になく直接乳び槽に通ずるリンパ管を数例見つけています）。リンパ節がアルブミンを濃縮する必要がないためなのか、あるいはリンパ節があると高分子のアルブミンが引っかかってしまうのか、いろいろ考えられます。いずれにしても肝臓から直接乳び槽につながっており、このルートを通ってアルブミンが運び出されていると考えています。

ここまでの話で、肝臓から出ているリンパ管がいかに重要であるかがおわかりだと思います。

もし、このリンパ管が傷ついてしまったら大変なことになります。病気で管がふさがったり、ケガで傷ついてしまうこともあります。胆管がんや膵臓がんの手術のときには、非常に注意しなければならないリンパ管です。

こうしたアルブミンをたくさん含むリンパ管や乳び槽がふさがると、アルブミンが汗のように胃腸の内腔面にポタポタと漏れ出す「タンパク漏出性胃腸症」という病気を引き起こします。

アルブミンは水を引っ張る物質ですので、アルブミンが体に流れないと全身がむくみます。顔もむくみ、腹水もたまります。栄養が体に行き渡らないために栄養失調にもなります。タンパク漏出性胃腸症は全身のむくみと栄養失調が特徴です。

薬を飲んでアルブミンをとることができればいいのですが、肝心なルートが切れているために流れていきません。そうなると点滴でアルブミンを補充するしかありません。

リンパ管がないことにも意味がある

体の中にはリンパ管のない場所もあります。代表的なのが腎臓の髄質と呼ばれているところです。腎臓というのは血液を濾過《ろか》して尿をつくる場所です。その内部に髄質という場所があり、尿の濃さを調節しているのです。

夏のオシッコは濃くなっているという経験があると思います。夏は汗をかいて水分が不足するため、体の水分を保つためにオシッコが濃くなっているのです。

濃さを調節している髄質にはリンパ管は見当たりません。濃度調節のためには血液の何倍もの浸透圧を細胞の周囲に維持しておく必要があります。そのために髄質の組織間隙の水の中には、塩、尿素がたくさん含まれています。これによって血液の五倍くらいの浸透圧を維持して、尿を濃くする働きをしています。

もしここにリンパ管が来ているとすると、それらの材料が流れ出してしまいます。せっかくためているのに流れ出してしまっては意味がありません。だから、ここには排水路としてのリンパ管は来ていないのだと考えられています。

血液循環の多いところには、必ず回収系のリンパ管が来ているのですが、髄質だけは例外です。濃度調節という機能を果たすためにリンパ管が通っていません。

ほかにもリンパ管がない場所はあります。脳、目、耳です。

心臓より上の部分では起きていると重力の力でリンパ液も静脈血も流れてきます。逆に、寝ている時や重力のない宇宙センターで生活している時には、顔や頸のリンパ液や静脈血は流れにくくなってしまうのです。読者の方も宇宙飛行士の顔が丸くむくんでいるのを見たことがあるでしょう。

しかし、脳、目、耳は水分が流れ出すと困るので、独自に水分をつくって回収して循環させる仕組みを持っています。

脳は脳脊髄液の中に浮かんでおり、目の角膜と水晶体の間には房水が流れています。耳の蝸牛《かぎゅう》と、平衡感覚を司る三半規管は、内リンパ液で満たされています。内リンパ液という名前が付いていますが、リンパ液とは似て非なるものです。

脳脊髄液、房水、内リンパ液は、みずからつくり出して回収して循環させているものです。それに対してリンパ液は、リンパ組織がつくり出したものではなく、血管か

図8◉ヒトのリンパ管の部位別特徴

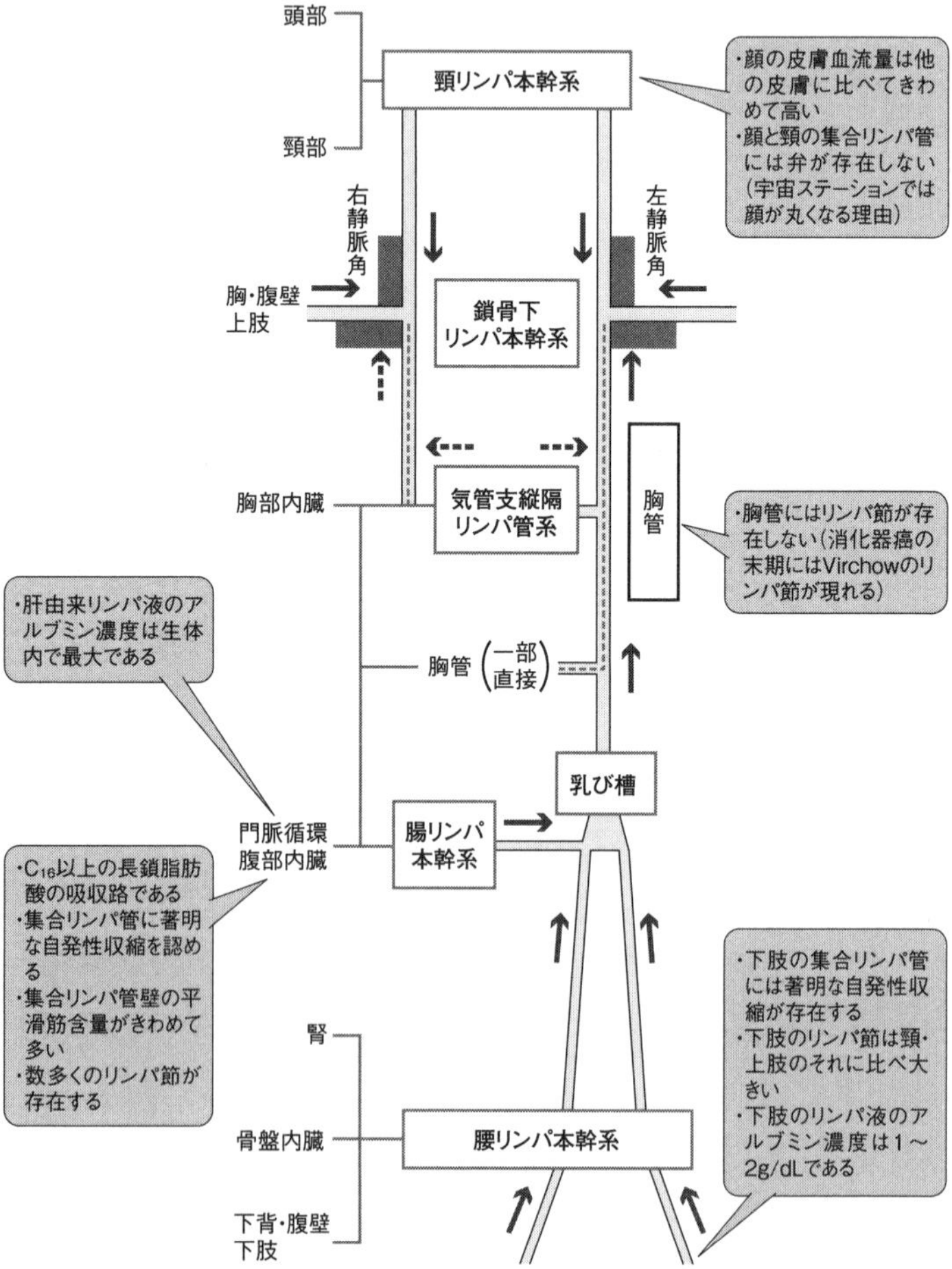

頭部
頸部
頸リンパ本幹系
・顔の皮膚血流量は他の皮膚に比べてきわめて高い
・顔と頸の集合リンパ管には弁が存在しない（宇宙ステーションでは顔が丸くなる理由）
右静脈角
左静脈角
胸・腹壁
上肢
鎖骨下
リンパ本幹系
胸管
胸部内臓
気管支縦隔
リンパ管系
・胸管にはリンパ節が存在しない（消化器癌の末期にはVirchowのリンパ節が現れる）
・肝由来リンパ液のアルブミン濃度は生体内で最大である
胸管（一部直接）
乳び槽
門脈循環
腹部内臓
腸リンパ
本幹系
・C16以上の長鎖脂肪酸の吸収路である
・集合リンパ管に著明な自発性収縮を認める
・集合リンパ管壁の平滑筋含量がきわめて多い
・数多くのリンパ節が存在する
・下肢の集合リンパ管には著明な自発性収縮が存在する
・下肢のリンパ節は頸・上肢のそれに比べ大きい
・下肢のリンパ液のアルブミン濃度は1〜2g/dLである
腎
骨盤内臓
腰リンパ本幹系
下背・腹壁
下肢

出典:大橋俊夫『標準生理学』第8版より引用

ら染み出した水分です。

脳脊髄液、房水、内リンパ液はそれぞれ、つくる機能、回収する機能に異常が起こると病気になります。脳脊髄液が回収できないと頭が膨れて水頭症になり、房水が回収できないと緑内障になって失明に至ります。内リンパ液がうまく吸収できないのがメニエール病です。

心臓から上の部分は重力の影響で水分が流れ去ってしまいますので、水分を保たなければならない場所では、自分でつくって回収するというシステムになっています。排水路としてのリンパ管のない部位です。

腹部に何か漏れたら、リンパ管が対応する

腹部には腸間膜という二層の膜があり、それによって胃や大腸などが覆われています。女性の卵巣や子宮は、天井部分を腸間膜に覆われているような形になっています。

腸間膜の間には、リンパ球が数個から数十個ほど集まった乳班というものがあり、星のようにちりばめられています。これらの乳班がつながっているとは思われていなかったのですが、非常に細かいリンパ管網によってつながっていることがわかってきました。腸間膜の乳班のネットワークが、実は、お腹の中にたまった水などを排出するために重要な役割を担っていることもわかってきました。

腹腔というのは何でも起こりうるスペースです。お腹を刺されて何かが漏れ出すかもしれませんし、病気になって臓器から何かが漏れ出すかもしれません。それらの回収を乳班のネットワークが行っているのです。

たとえば、卵巣がんになると腹水がたまってきます。それが横隔膜によく発達したリンパ管網を通って胸のほうに行き胸水がたまることもあります。それらの水は注射器で抜いてやらなくても、何日かすると消えていきます。乳斑を介してお腹にたまった水が回収されているからです。正確にいえば、通常のルートではなく少し別のところを流れます。「脈管外通路」と呼んでいる医学書もありますが、最終的には静脈の中に戻されます。体全体のリンパ液は静脈に戻っていくのに八～十二時間くらいかかりますが、自然に水が回収されていきます。

つまり、腹部に予期せぬ水がたまった場合や、何か物質が漏れ出した場合に、それを回収して体内のバランスを保つ生体防御機能としてリンパ管網が働いているのです。正常ではない事態が発生した場合の対処機能をリンパが果たしているということがわかってきました。

リンパは免疫機能だけでなく、腹部に起こった不測の事態の対処機能も持っており、いくつもの生体防御機能を担っているということです。リンパがいかに重要な意味を持っているかがおわかりいただけるのではないかと思います。

遺伝子ソフトの誤作動でがんが起こる

みなさんが最も心配する病気にがんがあります。がんとはどういうものなのでしょうか。

私たちの体は、最初は一つの受精卵ですが、二倍、四倍と分裂して成長していきます。その際に細胞分裂の仕方をコントロールする指令を細胞の核の中にある遺伝子が出しています。単に分裂させるのではなく、不要になった細胞には死ぬための指令まで出して、増える細胞と死ぬ細胞のバランスをとりながら体を成長させています。

遺伝子の指令で細胞が働き出すのですが、外部からの刺激やウイルスなどの影響で、長年の間（歳を取ると）に不具合が生じて、正しい情報が入力されずに遺伝子ソフトが誤作動してしまうことがあります。そうすると、細胞分裂を正しくコントロールできなくなり、不具合を持った細胞が異常に増殖してしまうことがあります。これががんです。

がん化した細胞が増殖しなければ問題はないのですが、がんは増殖を続けます。つまり、がんというのは成長の裏返しともいえるのです。分裂して成長しない細胞ならば、がんは起こりません。

人間の体の中で心臓と脳の細胞だけは生後に増殖しません。心臓の細胞は肥大しますが、増殖しないのです。脳の神経細胞も基本的には増殖しません。増殖しないので、心臓も脳もがんにはなりません。「心臓がん」「脳がん」というものは聞いたことがないと思います。脳を支える細胞が腫瘍（脳腫瘍）になることはありますが、がんとは違います。反対に心筋細胞や脳の神経細胞が梗塞を起こして壊死すると再生や増殖する能力がありませんので、そのまま死んでしまいます。

実は肝臓にも梗塞が起こって壊死することがあるのですが、肝臓は再生能力が高いので回復します。言い換えれば、増殖や再生をする能力が高い細胞はがん化を起こしやすいとも言えます。ですから肝臓はがんになります。同じく増殖・再生能力の高い胃もがんになります。最近では食事との関係でしょうか、胃がんよりも大腸がんが増加しています。

人間の細胞はバランスをとりながら生きています。そこにさまざまな刺激が体の内外から加わることによって遺伝子ソフトが不具合を起こしてがん化を起こしてきます。

近年話題になっている再生医療も、最も課題となっているのが、がん化です。人間の体は細胞レベルだけでなく、遺伝子レベルでもバランスが保たれています。そこに遺伝子操作で刺激を加えると、本来持っていたさまざまな生体のバランスが崩れる可能性があり、誤作動が生じてがんにつながることがあります。

生体というのは無駄な働きは一つもしていません。生体が保っている見事なバランスに何らかの刺激を加えると誤作動を生むリスクがあります。人間の体には遺伝子レベルでも生体防御機能が働いていますので、そこが再生医療の難しいところです。

私は、体の持っている本来の生理機能をさらに生かしていくことが重要ではないかと考えています。

スキルス胃がんとリンパの関係

がん細胞というのは体にとって異物です。本来は免疫細胞が対処するはずですが、自分の細胞ががん化したものなので、「自己」「非自己」の見分けがつかず、免疫細胞はがん細胞を「自己」だと見誤って、十分な免疫機能を働かせにくくなっています。しかしがん細胞をより「非自己」にする処理を施せば、がんの免疫療法は成り立つはずで、事実研究が進められています。

そうした理由でがん細胞がリンパ管を通ってリンパ節に流れていき、リンパ節でも攻撃されずにリンパ節転移を起こすことがあります。お腹の中にはリンパ管網が張り巡らされているので転移するリスクがあります。

胃がんの中には、スキルスというタイプがあります。種を播《ま》いたようにがん細胞が腹膜全体に転移を起こすので播種《ばんしゅ》性のがん転移と呼ばれます。スキルスになると三カ月くらいの短期間に腹腔内に広がりますので治療が困難です。非常に怖いがんです。

どこに種を播いているのかというと、星のように広がる乳班の部分であることがわかってきました。胃がんが腸間膜に転移したのです。このことから、胃のリンパ管網と腸間膜の乳班のリンパ管網には通路があることがわかりました。リンパ管がネットワークされているために乳班に転移したのです。

ここまで述べてきたように「腸のリンパ」「腹部のリンパ」というのは、非常に幅広い機能を担っています。

・腸管免疫と連動して免疫機能を高める
・腹部に漏れた水や異物を回収して取り除く
・肝臓からのアルブミンの運搬を助ける
・小腸で脂肪を吸収する
・大腸の水分吸収を助ける

リンパは、こうしたいくつもの役割を持つ優れものです。その反面、スキルスのような腹膜内の広範ながん転移を起こす面も持っています。

第6章

腸のリンパを流す生活

「腸のリンパ」が主で「足のリンパ」は補助

「腸のリンパ」と「足のリンパ」――どちらもうまく流してやることで体の健康度が向上します。

ウェイトとしては「腸のリンパ」を主体にして、「足のリンパ」を補助とするのが良いと思います。ここまで見てきたように腸のリンパは多様な働きをしています。しかも、そのどれもが重要なものです。

仮に足のリンパをうまく流せなかったとしても、むくみは出ますが、それほど害にはなりません。毎日きちんと横になって寝ていれば、それだけでリンパが流れてむくみはとれ、元通りになります。

一方、腸のリンパがうまく流れないとさまざまな支障をきたします。脂肪の吸収、水分の吸収、便通などに影響が出てきて、健康状態を悪化させる可能性があります。腸のリンパを流せば、より健康な状態になります。

免疫面でも腸は重要な役割を果たしていることをお伝えしてきました。腸管免疫がさまざまな抗体をつくり出し、体を病気から守ってくれます。また、腸管寛容によってアレルギーや自己免疫疾患も防いでくれています。

リンパ球の六〜七割が小腸から大腸の間に集結していますから、このリンパ球をいかに動員できるかということもポイントです。腸のリンパを流せば、リンパ球が効率的に動員されて免疫力が高まります。

そのうえで、足のリンパ節に待機しているリンパ球を補助的に動員するのがよいと思います。足のリンパを流して、リンパ液のアルブミン濃度を高めれば、リンパ節からリンパ球が引っぱり出されて働いてくれます。

腸のリンパを流すには、便秘にならないようにして便通を良くすることが重要です。また、食べ過ぎたり、お酒を飲み過ぎたりして、腸に余計な負担を掛けないことも大切です。

いずれにしても、最も大切なことは「食事」です。食事をうまく使えば、腸のリンパが流れて、免疫機能が高まり、健康状態が良くなります。

食事で免疫の働きを高めることができる？

私たちは、食事とは栄養をとるためのものと考えがちです。ダイエットをしている人の中には、食事をあまりとらずにサプリメントで補って、栄養補給をしている人もいます。

しかし、食事は単に栄養をとるためだけのものではなく、体のためにもっと多くの意味を持っています。

食事の中には、自分の体には何の栄養にもならない「食物繊維」も含まれています。食物繊維は栄養にはなりませんが、繊維の中に水分をためて、便が固くなり過ぎないための役割を果たしてくれます。栄養にはならないけれども、便通を良くすることで健康維持に役立っています。

食事の中にはさまざまな雑菌も含まれており、知らず知らずのうちに体の中に取り込んでいます。赤ちゃんのころにはほとんどいなかった腸内細菌が、成人になると自分の細胞数を超える約一〇〇兆個にも達します。

わざわざ細菌を体に保有しているのは、悪玉菌に対する抗体を生みだし、体の免疫機能を高めるためでもあります。

食事の中に含まれる何の栄養にもならない食物繊維や、食物の中に含まれる悪玉菌ですら、体の健康維持に役立っています。

また、食事の中には、自分の体のための栄養ではなく、腸内細菌のために必要なものも含まれています。たとえばオリゴ糖は乳酸菌の栄養となるものですので、乳酸菌のために栄養をとっているようなものです。

このように食事というのは総合的なものです。さまざまな機能を高め、総合的に体のバランスをとって、私たちの健康維持に役立っているのです。

人間は、この地球上で他の動物や植物と一緒に生活しているわけですから、いろいろなことに遭遇します。動物に襲われることもあるでしょうし、細菌やウイルスが侵入してくることもあります。そういう危険から身を守る機能がなければ生きていけません。身体や細胞を守る機能が働かないと、どんなに栄養をとっても健康を維持できません。

健康に生きていくためには、異物や外敵から身を守り、体をバランスのとれた状態に戻すことが必要です。その機能を司ってきたのは、外敵と常に接している「腸」なのです。脳のない腔腸動物でも、腸が生体防御機能を果たしています。

腸は幾重もの生体防衛機能を持ち、外敵から身を守る能力を持っています。食事はその生体防御機能を高める役割も担っています。

乳酸菌が腸の老化予防に役立つ

ブルガリアには百歳過ぎの高齢者がたくさんいます。総数としては日本より少ないのですが、寝たきりになる人の割合が低く、元気な高齢者が多いそうです。

疫学調査で食事内容を調べてみると、ブルガリアの高齢者は朝食にヨーグルトと生野菜を食べていることが特徴だったそうです。そうしたデータもあり、ヨーグルトの乳酸菌に何らかの効果があるのではないかと推測されています。

乳酸菌は腸内の善玉菌を活性化して、悪玉菌を抑制する自浄作用があると考えられています。それが腸の老化予防につながっています。老化の原因については医学的に断定されていませんが、活性酸素が影響しているらしいことがわかっています。

乳酸菌は腸内の活性酸素に対処してくれています。活性酸素が細胞にくっつくと細胞が破壊されますので、活性酸素が付着しないように乳酸菌が抑え込んでくれているのです。

私たち人間は酸素を吸って生きていますので、活性酸素がどうしても発生してしまいます。活性酸素は日光の紫外線を浴びただけでも発生します。

夏場になると日焼け止めを塗りますが、その多くはビタミンC、ビタミンEが入っています。これらのビタミンは活性酸素を不活性化します。それと同じことを乳酸菌がしているようです。

腸の老化に活性酸素がかかわっているとすると、乳酸菌をとることは腸の老化を防止してくれることになります。

腸内は低酸素状態になっており、嫌気性の腸内細菌のための環境が整っていますが、それでも活性酸素がつくられます。そこで、食事からとったビタミンCやビタミンE、乳酸菌が働いて、活性酸素が腸の細胞に付着しないようにしてくれている可能性があります。

それらの点を考慮すれば、乳酸菌を含む食品をとることは健康維持に有効と思われます。

和食に含まれる植物性乳酸菌の効果

乳酸菌には動物性と植物性がありますが、動物性よりも植物性のほうが胃酸で殺されずに腸にまで届く可能性が高いといわれています。植物性乳酸菌を含んだ食べ物といえば、日本の味噌、醤油、納豆などです。ぬか味噌漬けなどの漬け物、糀や酒かすからつくる甘酒も植物性乳酸菌を含んでいます。日本食には発酵食品がいくつもあり、その多くは植物性乳酸菌を含んでいます。

私は信州大学に勤務していますので長野県の食文化を例に考えてみましょう。木曽地方には「すんき漬け」という伝統的な漬け物があります。「すんき菜」という野菜を漬け物にしたもので乳酸菌をたくさん含んでいます。木曽地方は山の中ですから海の魚はありません。今は流通網が発達していますので寿司でも何でも食べられますが、昔は海の魚を食べることはできませんでした。それでも長生きする人が多かったのは「すんき漬け」が食べられていたからではないかと見られています。

今の段階では残念ながら明確な科学的根拠はありませんが、食物と健康の関係は今後の医学の重要な研究課題です。「医食同源」といわれるものの、食物科学と医学は本当の意味では合体しておらず、わかっていないことばかりです。

「これを食べると健康によさそうだ」ということはある程度知られているのですが、「なぜ、それがよいのか」というメカニズムは医学的にはほとんど解明されていないのが実情です。

また、食物と体の関係は、細胞レベルのことは研究されていますが、細胞に取り込んだ後に体全体にどのように作用するかはほとんど研究されていません。消化管の生理学、消化管の免疫学、さらにはリンパの動態学を加えることで、食物と体全体の健康との関係がより明確にされるのではないかと思っています。リンパ循環の視点も含めて「なぜか」ということを解明していく時代です。

和食を食べることは、それ自体が健康長寿につながっている可能性があります。そこに「なぜ、いいのか」という意味づけを加えていけば、和食の良さがもう一度見直されるのではないかと思います。

腸内細菌がつくり出すビタミン

乳酸菌に代表される善玉菌は、腸内にいろいろなビタミン類をもたらします。ビタミンB6は赤血球のヘモグロビンをつくる材料ですが、腸内細菌が合成しています。ホウレンソウに含まれている葉酸はホウレンソウを食べて摂取することもできますが、腸内細菌によって合成することもできます。

また、ビタミンKも腸内細菌がつくっています。ビタミンKは肝臓で血液凝固因子をつくる材料として使われます。生まれたときにはビタミンKを持っていませんが、腸内細菌が住みつくとつくれるようになります。

新生児の場合、便の中に出血する「新生児メレナ」という病気になることがあります。ビタミンKがなくて血液凝固因子ができないために、便に血液が混じってしまう病気です。おむつが真っ赤に染まりますのでお母さんはビックリしてしまいますが、ビタミンKを注射するとすぐに治ります。母乳だけではビタミンKをつくれませんが、乳酸菌が腸内に住みつくとビタミンKを自然につくれるようになります。大人は腸内細菌叢ができあがっていますので、ビタミンKが不足することはありません。

小腸の腸内細菌叢に接しているのはリンパ節様構造ですが、その組織の上流にはリンパ節があり、リンパ球がたくさん控えています。敵と接する最前線にも兵士がいて、すぐ後ろの二番目のところにも兵士が控えている状態です。このリンパ節には免疫能を高めて風邪をひかなくするNK細胞が待機しており、リンパ液が流れるとNK細胞が出てきて働き始めます。

回腸の表面を被う上皮細胞には、NK細胞とは違うタイプの自然免疫を担うリンパ球がいることもわかってきました。日本語訳がないのですがILCという細胞で、NK細胞と協力しながら免疫力を高めています。乳酸菌はこのILCも動かす作用もあるらしいのです。

乳酸菌は、悪玉菌を抑え、活性酸素を不活性化し、自然免疫リンパ球を活性化させるなどさまざまな働きをしています。そういう点で、乳酸菌は私たち人間の共生物といえます。その乳酸菌を日本人は、味噌、醤油、納豆、漬け物などで昔からとってきたということです。

農耕民族の遺伝子に合った食事

次の動物の中で、脂肪分が多く動脈硬化を起こしやすいエサを四〜六週間食べさせると、動脈硬化になる動物はどれだと思いますか。

1　ネズミ
2　ウサギ
3　イヌ
4　サル

答えは、2番のウサギです。ウサギは草食動物でコレステロールを分解する酵素をほとんど持っておらず、動脈硬化を起こしやすいのです。ウサギは何百世代にもわたって草を食べて生き延びてきた生物で、脂肪分の多いエサなど食べたことがないため、ギトギトの脂肪分を混ぜたエサを食べさせると、四週間ほどで動脈硬化を起こします。

それに対してネズミ、イヌ、サルなどの雑食系の動物は、どんな食物でも分解できる酵素を持っています。コレステロールの多いエサを食べ続けても、四週間くらいでは動脈硬化は起こしません。

同じことが人間にも当てはまります。遺伝子的に草食に適している人、肉食に適している人がいて、草食に適している人が脂肪分たっぷりの肉を食べると動脈硬化を起こしやすくなります。

かなり昔の話ですが、食生活と病気の関係を調査した研究者がいます。明治時代にはアメリカに移住する人がたくさんいたため、食生活の違いが日本人の健康にどんな影響を与えるかが調査されました。

日本人の一卵性双生児のうち、一人は日本でずっと生活し、もう一人はハワイやアメリカ本土に移住して生活した人を比べたところ、日本で暮らしている人は高血圧、脳卒中になりやすく、アメリカに移住した人は動脈硬化や心筋梗塞になりやすいことがわかりました。一卵性双生児ですから遺伝子は同じです。生活環境・食生活の違いが体に対して何らかの影響を与えて、発症する病気が異なってくると結論づけられました。

農耕民族を祖としている私たち日本人の多くは、肉類よりも、コメや味噌、野菜の漬け物のほうが体に適しているのではないかと思います。ウサギの例と同じで、草食系に適した遺伝子を持った日本人が、脂肪分の多い肉をたくさん食べ続けると動脈硬化が起こって、心筋梗塞や脳梗塞を起こしやすいのでしょう。

一方、もともとアメリカ本土やハワイに住んでいる人は、脂肪分の多い肉類をたくさん食べていてもあまり病気になりません。ハワイにはかなり肥満体型の人がいますが、糖尿病になりにくいようです。遺伝的に酵素やインスリンの分泌量などが日本人とは違っていることがわかっています。

先祖代々の長い食生活の中で、その土地に適応するように遺伝子が変わってきている可能性があります。農耕民族は、植物を中心に食べたほうが健康維持につながり、狩猟・遊牧民族は、肉を食べたほうが健康維持につながるのではないかと考えられます。

昔は日本人には胃がんが多かったのですが、近年は胃がんが減り、大腸がんのほうが増えてきました。戦後、給食制度が始まって、日本人の食生活が欧米型に変わってから、胃がんから大腸がんにシフトしてきたのではないかと考えられています。高脂肪の肉類をたくさん食べるようになったことが影響している可能性が指摘されています。

日本人と欧米人の遺伝子には違いがあり、健康維持に適した食生活も違っているのだろうと思います。

それは食物アレルギーを見てもわかります。日本の子どもに多いのは卵アレルギーです。また、大人になると牛乳が飲めなくなる人がいます。それに対してヨーロッパ・中東では、子どもがセロリや桃でアレルギーを起こす例があるそうです。

農耕民族の日本人が動物系のものでアレルギーを起こし、狩猟・遊牧民族のヨーロッパ・中東の人たちが野菜や果物など植物系でアレルギーを起こしているのは、遺伝子と関係があるのかもしれません。

バランスよく食べると吸収しやすい

栄養をとるときには、一つの食物を単独で食べてもあまり意味がありません。

貧血気味の人は鉄分をとって赤血球の材料を補うといいのですが、鉄分だけをとっても吸収できません。鉄分を吸収する十二指腸の粘膜細胞内にある鉄分を運ぶ担体（キャリア）というものが必要になります。鉄分の担体はトランスフェリンです。鉄分の吸収には胃液の塩酸も関係してきます。胃がんなどで胃を切除した人は、鉄分を取り入れられず、貧血になりやすくなります。

最近は、高齢者の方が骨粗しょう症を防ぐために小魚などを食べてカルシウムをとろうとしますが、カルシウムだけをとっても吸収することはできません。カルシウムイオンの十二指腸の粘膜細胞内の担体は、活性型のビタミンD_3です。ビタミンD_3は、紫外線を浴びると体の中に出てきます。ビタミンDを十分にとって、しかも外に出て太陽の光をある程度浴びないと、カルシウムは体の中に取り入れることができないのです。

一日に必要なカルシウムは牛乳五〇〇mlくらいに相当するとされています。牛乳にはビタミンDも含まれていますので牛乳を飲むといいようですが、昔からの和食の中にもカルシウムをとれる料理があります。ひじきと干しシイタケの油炒めです。

ひじきにはカルシウムが含まれており、干しシイタケにはビタミンDが含まれています。ビタミンDは油に溶ける性質を持っていますので、ひじきと干しシイタケの油炒めは、カルシウムを吸収しやすい料理の一つです。

どうしてこの料理ができたのかはわかりませんが、おそらく長い間の日本人の経験が生みだしたものではないかと思います。

洋食であれば、パセリとチーズをかけたパスタなどが良いといわれます。乾燥したパセリにはカルシウムがかなり含まれ、チーズは油、ビタミンDを含んでいます。

いろいろな食事が考えられると思いますが、大事なことはバランスよく食べること。栄養素を単独でとろうとしても、体は吸収してくれません。食べることと吸収できることとは必ずしも一致しておらず、担体など他の要素も関係してきます。

朝起きて「お茶1杯」毎食後に「お茶1杯」

人間にとって最も必要なものは水分です。栄養素を補給するよりも水分を保つほうがはるかに重要です。

人間は、体の中に保有している水分を使って、胃液、膵液などの消化液をつくり出しています。消化液はバカにならない量で毎日一〇リットルくらい出しています。それを使って食べたものを消化し、栄養の吸収が終わると、大腸で水分をほぼ回収します。こうして体の中で水分が繰り返し使われています。

しかし、汗や尿などで外に出ていく水分もありますので、一日一～一・五リットルくらいの水分を外部から補う必要があります。

昔から人間は、日々の生活の中で自然に水分を補給してきました。日本人の場合は、三食ごとに味噌汁やお吸い物を飲んだり、食後にお茶を飲んだりして水分をとってきました。

貝原益軒は『養生訓《ようじょうくん》』の中で、夏バテ防止のために次のようなことをすると良いと言っています。

「朝起きたら、茶碗一杯のお茶を飲む。食事のときには、メシ粒を流すように茶碗にお茶を入れて飲む」

これをすると毎日四杯分くらいのお茶を飲むことになり、食物に含まれるその他の水分と合わせて、だいたい一～一・五リットルくらいになります。夏バテ防止法とされていますが、非常に理に適《かな》っています。こういう昔の人の知恵を見直してみてはいかがかと思います。

水でもよさそうなものですが、冷たいものは消化管の動きを抑えてしまいます。腸の動きを良くするには体温に近いほうがよいので、夏の暑いときには冷たい水が飲みたいでしょうけれども、ある程度の年齢になったら、お茶にしておいたほうがいいでしょう。

養生訓には、現代医学から見ても重要な知恵が込められていると思います。養生訓に従って、朝起きたら一杯、毎食後に一杯ずつお茶を飲んでみてはいかがでしょうか。

「テーラーメード食生活」の時代に

遺伝子解析の技術が進んでおり、簡単に自分の遺伝子を調べられる時代になりました。悪用されてはいけないのですが、遺伝子を調べると自分がどんな病気になりやすいかということもわかりつつあります。

医療の世界では、すべての人に一律に同じ治療をするのではなく、遺伝子を調べて体の特徴を明らかにした上で、その人に合った治療をしていこうという動きがあります。これを「テーラーメード医療」といいます。

一部の欧米人たちはこれを食事にも当てはめようとして研究しています。遺伝子を調べると、病気のリスクだけでなく、その人がどんな酵素を持っており、どんな酵素が出にくいかということもわかります。それを知ることによって、その人に合った食事をつくり、健康維持に役立てようというものです。こちらは「テーラーメード食生活」といいます。

たとえば遺伝子を解析して乳糖分解酵素が少ないとわかった人は、無理に牛乳を飲むのをやめて、別の食品にすることで牛乳が原因の下痢を避けることができます。解析によって、何を食べると胃の粘膜がはがれ落ちやすいかなども判明します。

一般的には「日本人にはコメや味噌がいい」といえるのですが、肉食の遺伝子がある人は、肉食のほうが健康づくりに良いという場合もあります。

若いうちは腸の粘膜の新陳代謝が速いので、どんな食事をとっていてもそれほど違いは出ませんが、加齢で新陳代謝の速度が低下して胃腸の細胞数が減ってくると、生来持っている特徴が現れやすくなります。同じ食事を食べているのに、脂肪分を吸収しすぎてメタボリック症候群になってしまう人もいれば、脂肪分が不足して栄養失調になってしまう人も出てきます。

テーラーメード食生活の研究はまだ始まったばかりで、すぐに取り入れることはできませんが、中高年を過ぎたら、さまざまな食事を食べる中で、ゲップの量、胃腸の不快感などを気にしながら、自分の胃腸の質的な変化にも気を配るようにするといいと思います。

食事の一律「宅配サービス」の功罪

高齢社会になって、一人暮らしの高齢者を支援するために食事の「宅配サービス」が盛んになっています。一人暮らしの高齢者から見ると、食事をつくらなくても運んでもらえますのでとても便利です。それを温めれば、おいしく食べられます。

しかし、私は医学的な視点からは、長期的に考えたほうがよいのではないかと思っています。足の悪い高齢者にも届けてくれるわけですから非常に便利ではありますが、健康維持につながるかどうかは別問題です。

現在の宅配サービスは味付け、色合いが均一です。栄養も均一です。これが長期的に高齢者の健康にどう影響してくるかをよく見極めないといけません。高齢者の中には糖尿病予備軍、高血圧予備軍、認知症予備軍など、いろいろなリスクを抱えた方がいます。それらの人々に均一な食事を長期間提供することは、病気を招いてしまう可能性があります。その点について私は警鐘を鳴らしたいと思っています。

病院では、管理栄養士が糖尿病食や腎臓病食などテーラーメード的に食事をつくっています。そういう個別の食事がつくれないわけではないのです。

現在は食事の宅配サービスに関しての医学面での規制はありません。便利さが優先されています。とはいえ、単にサービス業者を規制すればいいというものでもないでしょう。一社でノウハウやシステムを開発するのは負担が大きすぎます。

ですから、国としてどのようにしていくべきかを考えて取り組むべきだと思います。二十年後、三十年後の日本人の健康状態がどうなるかを考えて、規制すべきものは規制し、推進すべきものは推進していくべきでしょう。そこには医学もきちんとかかわっていかなければなりません。医学的な適切な知見を提供しなければ、誰も対応することはできないからです。

国も考え、医学関係者も考えサービス業者も考え、自分自身も考える。高齢社会になればなるほど、「自分に合った食事は何か」ということをみんなが考えていかなければならないと思います。

「人生百年」時代の食生活・健康法へ

四十歳くらいまでの医学に国境はありません。生理現象はどの国民にも共通ですから、世界最先端の研究を導入すれば、健康づくりに役立ちます。しかし、六十歳、七十歳を過ぎた人を対象とした医学は、その人の特性に合ったものが必要となります。高齢者の医学には国境があるのではないかと思います。

食べ物に関しても同じで、若いうちは何を食べていてもそれほど問題はありませんが、腸の細胞数が減って、代謝が低下してきた中高年者の場合は、より自分の特質に合った食事が必要となります。本来は、家系、遺伝子なども考えたうえでのテーラーメード食のほうがよいと思います。ところが、そういうことは医学の分野では、あまり研究されていません。

これまで日本の大学の医学部では、日本人の平均寿命が六十七歳くらいのときにできた医学を教えていました。ところが、今は平均寿命が八十歳代です。「百年生きる地球人」と考えておいたほうがいい時代です。地球規模の環境問題も健康に大きく影響しますので、それも含めて考えなければなりません。

他の国でうまくいっているものがあれば採用すればいいのですが、外国にも参考になるモデルがありません。なにしろ日本が最も高齢化が進んでいるくらいであり、むしろ日本で研究して、高齢社会の医療システムとして世界に輸出するくらいでないといけません。

医学、生命科学、食品科学の分野が協同して「医食同源」を研究し、高齢社会に合ったシステムを開発すれば、世界の国々から求められるはずです。あとは国ごとに異なっている部分を変えていけば、高齢社会に対応した医療システムができます。

今の医療はエビデンス（科学的根拠）による治療が行われていますが、六十歳、七十歳を過ぎると、もしかするとエビデンスよりも遺伝子特性のほうが大きな影響を持つ可能性があります。

そうすると、案外、長生きしているおじいちゃん、おばあちゃんの健康法や家系に伝わる言い伝えのほうが健康に役立つ可能性があります。特に食物に関してはその傾向が強いのではないかと思います。

日本ではこれまで疫学調査はあまり行われてきませんでしたし、ヒトを対象にした実験もほとんどありません。テーラーメード医療、テーラーメード食生活のためには、ヒトを対象にした研究も不可欠です。

百年生きるためには、生き甲斐についてもよく考えなければなりません。社会に貢献することも生き甲斐の一つですが、それには自分が健康でなければなりません。自分が病気で余裕がなければ、他人に手をさしのべることもできないはずです。

高齢者の方の言い伝えや健康法をヒントにして、そこに医学的な根拠を見出していけば、百年生きる時代に合った食生活、健康法が見つけられるのではないかと思います。

規則正しい食事でリンパを流す

食事はいわば「混ざりもの」ですから、たとえば食物に含まれる乳酸菌が胃酸で殺されないように別の食材がガードしている可能性もあります。栄養素の成分が相互に影響し合っている可能性もあります。それらがトータルに作用しながら、小腸、大腸に到達して腸内細菌叢をつくり上げます。

ですから、グルタミン酸とか、鉄分とか、そういった成分をサプリメントなどで個別にとるよりも、食事でとったほうが良い作用をもたらすと思います。

すべてを栄養素として吸収すればいいわけではなく、そのまま便として出ていってもらうものも必要です。たとえばイモやゴボウのような繊維質のものは、網目状の繊維網の中に水分を保持しているために、便が必要以上に固くならないという効果を持っています。

便通が良くなれば、蠕動運動の刺激で乳び槽が押されてリンパの流れが良くなり、免疫機能が活性化されます。体を素通りする繊維質も、体のバランスをとり、生体防衛をするためにとても役立っています。

そういうことがすべて考えられているのが、人類数万年の食の知恵です。ときにはサプリメントを飲むことも必要かもしれませんが、私は、昔から言い伝えられてきた食事や、バランスの良い食事をお勧めしたいと思います。

最近は脂肪が嫌われる傾向がありますが、脂肪はリンパ管に吸収されるものであり、ある程度脂肪をとらないとリンパ管を動かすことができません。ω3やエイコサペンタエン酸のような長鎖脂肪酸のように重要な脂肪もあります。

人間の体を支える細胞の細胞膜には油が必要です。無理なダイエットなどはしないで、ある程度の脂肪も含めてバランスよく食べたほうがいいと思います。

また、三食きちんと食べれば、そのつど腸を動かすことになります。規則正しいバランスのとれた食事をとることは、栄養源、エネルギー源を得るだけでなく、腸の健康のためにも必要なことです。

家系に伝わっている食事を食べる

平安時代に『医心方《いしんほう》』という医書があり、主に隋の中国医学などが記されています。江戸時代になって徳川幕府がそれを欲しがったのですが、京都の公家は絶対に渡さなかったそうです。その本を文学者の方が訳したものを読んだのですが、とても参考になりました。

中国で飢饉が起こり、人々が飢餓状態に陥ったとき、王朝は隣の国に対して「クリを分けてほしい」と頼んだそうです。本当の飢餓状態の人は、非常に薄いお粥《かゆ》を食べても下痢をするので、クリの薄いとぎ汁のお粥のほうが吸収がいいそうです。科学的に正しいのかどうかは検証されていませんが、『医心方』には、人間の歩んできた歴史、食の効能などが示されていますので、現代医学にも何らかのヒントを与えてくれると思います。

私は「食の安全は人類の歴史」だと思っています。食べ合わせというのは古来、人類が試してきた知恵です。何を食べたら危険か、何を食べたら安全かということを繰り返し行って探ってきた、いわば「生体実験」の結果が詰まっています。それが昔からの「言い伝え」として、現代にまで続いています。

「風邪をひいたときに卵酒がいい」というのも何らかの理由があるはずです。病気のときの言い伝えには健康のためのヒントがあると思います。科学的裏付けを研究していくことが今後の課題です。

昔から、米麹《こめこうじ》を使った子どもも飲める甘酒というのもあります。私は冬に飲むものだと思っていましたが、甘酒の好きな人によると、冷蔵庫で冷やして夏にも飲むそうです。夏に甘酒を飲むと夏バテ防止になるようです。こうした伝統食には、何か有益な知恵が詰まっているはずです。おそらく乳酸菌が関係しているのではないかと思いますが、リンパの流れや腸管免疫の観点から研究してみたいと思っているところです。

最も良いのは、おじいちゃん、おばあちゃんから伝えられているその家系独自の食事だろうと思います。同じ遺伝子を持った祖先たちが、その食事でずっと健康を維持してきたのですから、自分の体に合っているはずです。若いうちは何を食べてもいいのですが、中高年になったら家系に代々伝わっている食事を大切にしてみるのもいいのではないでしょうか。

私は、日本人が昔から食べてきた物は、日本人の遺伝子に合っているのではないかと考えており、もう一度和食を見直してはどうかと思っています。

和食は世界文化遺産に登録されましたが、おいしさや美しさだけでなく、医学的に調べていけば健康維持や長寿にもつながる和食の良さがわかるはずです。おいしさ、美しさ、繊細さに、医学的な意味も加えて、和食を世界に広めていってはどうかと思っています。

もちろん、和食は外国人の遺伝子とは合わない可能性もあります。それぞれの民族に伝わる食事が最も適しているのかも知れません。ただ、今後遺伝子解析が進んでいけば、世界の中で日本人と似たような遺伝子を持った人たちが見つかるかもしれません。そういう人たちの健康づくりには役立つはずです。

少なくとも日本人にとっては、おいしくて、美しくて、そのうえ健康によいのが和食なのです。

腹式呼吸で腸のリンパ・マッサージをする

足のリンパは、少し階段を上ったりして筋肉を動かすことによって流れます。筋肉の力を使った「筋肉ポンプ」を働かせれば、その力で足のリンパは上に上がっていきます。また、膝の裏側などリンパ節のあるところをマッサージすることによってもリンパは流れていきます。

しかし、腸のリンパの場合、外側から触れることができないので、効果的なリンパ・マッサージ法はありません。

その代わりに別の方法があります。リンパがたまった乳び槽には大腸の横行結腸の部分が乗っていますので、大腸を動かせば、乳び槽は押されます。足の筋肉を動かしたり、足のリンパ・マッサージをする代わりになるのが、大腸の蠕動運動です。蠕動運動を促すには腹圧が重要です。高齢者の方が便秘になりがちなのは、腹圧が低下してきているためでもあります。

腹圧を高める方法の一つが、腹式呼吸です。

腹式呼吸は、息を吸ったときにお腹が膨らむ呼吸です。お腹が膨らむように、ゆっくりと大きく息を吸ってみてください。今度は、お腹がへこむまでゆっくりと息を吐ききりましょう。何回か続けてみましょう。

腹式呼吸を続けていくと、お腹に圧力がかかってきて、大腸や乳び槽に刺激を与えることができます。

食事をしたあとすぐに腹式呼吸をするのは苦しいですから、二〜三時間経ってから腹式呼吸をすれば、リンパの働きを助けてくれるはずです。食後以外にも、普段からゆっくりと時間をかけて腹式呼吸をしてみましょう。

腹式呼吸をするためには腹筋も使いますので、腹筋も鍛えておいたほうが効果的です。腹筋を鍛えるにはゆっくりとした運動が効果的です。

今、高齢者の人たちの間では太極拳をされる方が増えているそうです。太極拳というのはゆっくりとした動きなので、かなり腹筋を使います。ゆっくりとした動きのほうが腹筋を鍛えてくれます。

たとえば手を上げるときに、スッと上げようとするときには腹筋はほとんど使いません。しかし、ゆっくりと手を上げようとすると、腹に力を入れることになりますし、腕の筋肉もかなり使います。

実際にやっていただくとよくわかると思います。ゆっくりと時間をかけて手を上げてみてください。あるいは、寝ている状態からゆっくりと時間をかけて起きあがってみてください。かなり腹筋を使っていることを感じるはずです。

太極拳でなく、ラジオ体操でも他の運動でもいいのですが、ゆっくりとした運動をすると、腹筋をはじめとした筋肉が鍛えられます。腹筋が強くなり、腹圧が高まってくると腸が刺激されて便通も良くなりますし、乳び槽が押されてリンパ液が流れやすくなります。

食事のときに背筋を伸ばす

腹筋は背筋《はいきん》とバランスをとりながら使われています。ですから、腹筋を鍛えるためには背筋を鍛えることも大切です。

腹筋や背筋の力が衰えてくると、姿勢が悪くなってきます。高齢者が食事するときに前屈みになることがよくありますが、背筋の力が衰えているために姿勢を保つことができないのです。

若い人にも姿勢の悪い人はたくさんいます。私は授業のとき、始める前に必ず学生に背筋を伸ばしてもらいます。外肛門括約筋に力を入れると、背筋が伸びやすいので、「お尻の穴に力を入れなさい」と言うと、だいたいみんな胸を張ったような姿勢になります。

背筋が鍛えられている人の代表例がバレリーナです。背筋をピーンと伸ばし顎を引いて胸を張って歩きますが、背筋がものすごく鍛えられている証拠です。バレリーナの歩き方を中高年の人が真似しようとすると、バランスを崩してひっくり返ってしまいます。

朝からずっと背筋を伸ばしていると疲れてしまいますので、食事のときに背筋を伸ばすようにするといいと思います。一日三回やるだけでも背筋が鍛えられます。

余談になりますが、背筋を伸ばすと、自然に視線が上に向き、目の前にいる人と視線が合います。これはコミュニケーションのためにも良いことではないかと思います。たとえば夫婦で食事する場合、「いただきます」「ごちそうさま」のときにお互いに背筋を伸ばすようにすれば、背筋のためにも良いですし、目が合ってコミュニケーションも深まるはずです。

あまり難しく考えずに日常生活の中に取り入れていくのがいいと思います。日常生活の自然な活動の中で腸のリンパを流していけば、無理なく免疫力が高まり、結果的に病気を寄せ付けなくなるはずです。

謝辞

まずは、拙著『腸のリンパを流せば、病気が逃げ出す』をお読みくださった読者の皆様にお礼を申し上げます。本書を読むことで、皆様が体からの「声なき声」を自分の体験の中から読みとる術を会得していただき、健康維持と増進のお役に立ててくだされば望外の喜びです。

執筆にあたり、挿入図の作成でお世話になったティー・ハウスの橋崎信之さん、わかりやすいイラストを描いてくれた川崎寛史さん、校正者の三ツ木玲子さん、装丁をしてくださった印牧真和さん、そして医学と一般読者との架け橋となる知識を駆使してご尽力くださった編集協力者の加藤貴之さんにお礼を申し上げます。

二〇一四年五月末日

信州大学医学部特任教授　大橋俊夫

〈著者略歴〉
大橋俊夫（おおはし　としお）
1949年茨城県水戸市生まれ。信州大学医学部医学科卒業。医学博士。英国ベルファストクイーンズ大学講師（生理学）を経て、現在、信州大学医学部特任教授（メディカル・ヘルスイノベーション講座）。2003年より５年間、信州大学医学部長。2006年～2008年全国医学部長病院長会議会長を歴任。2001年より日本リンパ学会理事長を務め、本邦におけるリンパ学研究の推進に専念。専門は循環生理学、特に微小循環、リンパ循環の生理・薬理並びに病態生理学。著書に『新生理化学大系 16巻／循環の生理学』『標準生理学』（いずれも医学書院、共著）、『体験に学ぶからだのはたらき』（医学書院）、『肝臓を怒らせないために』（信毎出版、共著）、『リンパ管—形態、機能、発生—』（西村書店、共著）、『リンパを流すと健康になる』（ＰＨＰエディターズ・グループ）、『リンパマッサージ健康法』（ＰＨＰエディターズ・グループ、佐藤佳代子氏との共著）など多数がある。

免疫力を劇的に高める
腸のリンパを流せば、病気が逃げ出す

2014年７月４日　第１版第１刷発行
2014年10月29日　第１版第２刷発行

著　者　大　橋　俊　夫
発行者　清　水　卓　智
発行所　株式会社ＰＨＰエディターズ・グループ
〒102-0082　東京都千代田区一番町16
☎03-3237-0651
http://www.peg.co.jp/
発売元　株式会社ＰＨＰ研究所
東京本部　〒102-8331　千代田区一番町21
普及一部　☎03-3239-6233
京都本部　〒601-8411　京都市南区西九条北ノ内町11
PHP INTERFACE　http://www.php.co.jp/
印刷所
製本所　凸版印刷株式会社

ISBN978-4-569-81968-6